ご先祖様菌

「食」と「漢方」がつくる
元気な「地生え」の腸内細菌！

清水正彦・著
Shimizu Masahiko

山中企画

ご先祖様菌＊目次

はじめに 9

第一章　腸の仕組みと「ご先祖様菌」 13

腸の粘膜は消化管のイミグレーション
イミグレは傷つきやすい
炭水化物は摂りすぎない
腸内細菌は「イミグレの係員」
「ご先祖様菌」とはなにか?
「ご先祖様菌」が定着するまで
隅に追いやられている「ご先祖様菌」
漬物とヨーグルト
動物性たんぱく質も重要
過剰なフリーラジカルは「小さな原爆」
健康寿命をのばすにも「ご先祖様菌」を元気に
ぜひ「ふるさと納税」で

第二章　「ご先祖様菌」を元気にする「食」　37
「よく噛む」と「腹八分目」の効能
なぜ朝食は絶対に必要なのか？
不規則な食事や暴飲暴食が体に及ぼす悪影響とは？
地産の「食材」を順序良く食べる効能
水分は白湯で、油はオメガ３系で
「抗生物質」や「抗うつ剤」はなぜイケナイか？
発酵食品ならば「漬物」
肉はどしどし食べた方がいい
「自然食」と「有機野菜」について
地酒ならば「ご先祖様菌」にイイのか？
お腹を温める食材、冷やす食材
食物繊維は「お掃除屋さん」
断食、ダイエットは専門家と相談して
「ご先祖様菌」が喜ぶ地産の味噌

「マイ酢」を活用しよう
外食も、出来れば「茹で」「蒸し」「煮る」で

第三章　「ご先祖様菌」を元気にする漢方薬　69

不定愁訴
「漢方薬でも使ってみたら」
八味地黄丸
漢方に真剣に取り組む
小柴胡湯の落とし穴
原敬二郎先生のもとで
深部体温
違う物差し
漢方薬の最大の役割は「腸を整える」
「気」「血」「水」
「ご先祖様菌」を生き生きさせる
西洋薬と漢方薬の「副作用」

漢方薬は粗末に扱われている
望まれる漢方薬の適正な普及
東洋医学が日本に根付くために

第四章　私は、こうやって「食」をチェックし、漢方薬を使っている　99

20代女性・適応障害のAさん
80代女性・パーキンソン病と重度の心臓弁膜症のBさん
6歳の男の子・鼻づまり、鼻アレルギーのCくん
20代の女性・月経前症候群のDさん
30代女性・過敏性腸症候群のEさん
80代女性・体の冷え・偏頭痛のFさん
30代男性・アレルギー性鼻炎のGさん
70代女性・扁平苔癬（へんぺいたいせん）のHさん
80代女性・脳梗塞の後遺症で胃ろうを勧められていたIさん
50代女性・持続性のガンコな咳に悩まされていたJさん
80代女性・2型糖尿病のKさん

20代女性・不正性器出血のLさん
40代男性・慢性蕁麻疹のMさん
80代女性・喘息性気管支炎で悩むNさん

最終章　対談　清水正彦・田中保郎　127

「腸は伝導の管」と語った原敬二郎先生
見えて来た西洋医学の限界
「ご先祖様菌」を発想したキッカケとは？
「考える葦」と東洋医学考根論
「安全」と「安心」
注目したい「食」
「ひきこもり」を治せるのも東洋医学？
東洋医学の素晴らしさを知らしめる

あとがき　153

はじめに

いきなり、タイトルを見て驚かれませんでしたか？

「ご先祖様菌？　そりゃいったいなんのことだ？」

でも、これからおいおい私の話を聞いていただければ、よくわかっていただけると思います。


とりあえず、まずは簡単に自己紹介をさせていただきます。

私、清水正彦は、佐賀県の武雄市で「清水医院」をやっております開業医です。

1300年の歴史を誇り、肌にしっとりと馴染む「美人の湯」として知られる武雄温泉のすぐそばに医院はあります。

武雄温泉の入り口に立つ朱塗りの楼門は、竜宮城を思わせる独特の造りで、清水医院は、その楼門から、徒歩でほんの2～3分。

清水家は江戸時代には地元の鍋島家に仕えた医師の家系で、私の祖父も、父も、この地で医院をやっておりました。いわば「地生え」の医者一家です。だからこそ、私も幼いころから、ずっと「ご先祖様」を意識して育ってもきました。ご先祖様に負けないような、地元の役に立つ医者にならなくちゃいけない、と。

専門は、内科、産婦人科と漢方内科。もちろん医師の資格を取るためには西洋医学の勉強をしなくてはならないわけですが、私は、西洋医学だけではどうしても解決できない人の体や心のトラブルがあるのを感じ、東洋医学の勉強も始めました。

結果的に、それはとてもよかったと思っております。どうよかったかも、またおいおいお話しさせていただきましょう。

医師となって30年あまり。清水医院の院長に就任してからも20年。

数多くの患者さんを診て、ときには症状をうまく改善させたこともあり、ときには思うような結果が出せなかったこともあり、みんな、一つ一つが違います。この病気には、この薬を出して、こんなアドバイスをしたらみんな治った、なんてあるはずはありません。

ただ、私は、体の病にせよ心の病にせよ、主に患者さんの食生活についてアドバイスし、症状に適合しそうな漢方薬を処方することで解決の道を模索してきました。

すると、明らかに、ただ症状を診て西洋医学の薬を処方するよりも、症状がよくなるケースが多いのです。

アレルギーや更年期障害や様々な生活習慣病や、それにうつ病やパニック障害、パーキンソン病にまで目に見える効果が出ることがある。

「食」と「漢方」が、どれだけ医療の現場で大切なものかを、身をもって知らされたのです。

さらに、その際に「ご先祖様菌」がどれほど大きな役割を果たすかも。

ぜひそのことをたくさんの方に伝えたくて、この本を書きました。

第一章　腸の仕組みと「ご先祖様菌」

腸の粘膜は消化管のイミグレーション

ここ数年、腸の働きが見直されてきているのは、とてもいいことです。昔は、ただ栄養分や水分を吸収するだけの臓器だろう、と思っていた人が多かったくらいです。

今では、単に栄養の吸収だけでなく、体全体のバランスを取り、外から入って来る有害な菌を排除するような免疫力や、うつ、パニック障害などの「心の病」を起こさないホルモンの前駆物質を作る働きも、すべて担っているのがわかってきました。

ただし、そのすべてが腸だけで行われているわけではありません。

口から食道、胃や腸を通って肛門に至る一本の管、これは「消化管」と呼ばれます。

口から入れた食べ物は、歯で咀嚼され、細切りにされ、この消化管の中を移動し、消化酵素の分泌によってさらに分解され、最終的に最も小さい単位の物質となって腸で吸収されます。

たんぱく質はアミノ酸になり、炭水化物はブドウ糖になり、脂肪は脂肪酸になるように。

アミノ酸は小腸から適性な状態で吸収され、肝臓でまたたんぱく質に合成され、全身に運ばれます。時には脳に向かい、そこで自律神経のバランスを整えるためのホルモンが作られます。こうして体も心も、健康な状態を維持するのですね。心を安定させるセロトニンも、睡眠を安定させるメラトニンも、腸が整っていなければ、十分には生成できません。

ここで注意していただきたいのが、実はこの消化管は体の内側にあるのではなくて、外側になることですね。

これを空港にたとえてみましょう。外国のとある空港に飛行機が着陸し、あなたは降り立ったとします。でも、まだその段階では、あなたはその国に入国したことにはなりません。つまり、食べ物が腸管を通っているのは、まだ、空港で入国前の廊下を歩いているようなものなのです。

当然、出入国管理局、いわゆるイミグレを通って、はじめて入国です。

では、腸管でイミグレに当たるものはいったい何なのか？

腸管と体の内部の間を仕切る腸壁を覆っている腸の粘膜です。

空港では、普通の観光客も、密輸品を隠し持ってる悪いヤツも、うっかり外国で伝染病の菌を持って入ってくる人も、とりあえずイミグレまではやってくる。

それと同じで、人が食べたり飲んだりしたものは、細かく分解されて腸管の中へ運ばれてくる。そこで、腸管で体にいい物質と、これは体内には取り入れるべきでない物質とをより分け、よくないものは排除し、すぐに便として体外に出すのが、「体のイミグレ」腸の粘膜の働きの一つなのです。

イミグレは傷つきやすい

このイミグレは、なかなかデリケートです。

たとえば、食べ物が口に入った段階で、歯でしっかり噛み切っていない状態、いわゆる「なまがみ」のままそこを通過させてしまうと、物質が最小単位にまで分解され切らないままイミグレにやってきてしまいます。また、特に炭水化物は唾液に分解のための消化酵素が含まれているので、十分に唾液と混ぜ合わせないと最小単位になりません。

ところが本来、人間の体には最小単位まで分解された上で吸収されるプログラムが遺伝子には組み込まれているのですね。

さて、「なまがみ」の食料が来たら、イミグレである腸粘膜は困ります。こいつを入国させていいものかどうか、のせめぎ合いです。

そんな入国希望者が次から次へとやってきたら、イミグレも疲れ果てますよね。結果的に腸粘膜の機能は弱くなって、炎症も起きる。むくんだり、ひび割れを起こしたりする。

そうした中で、たとえば古い油で調理をされた食べ物が入って来たりすると、その酸化された油が、弱った腸粘膜を刺激して、粘膜の表面に傷が出来たり、ひび割れがひどくなったりします。

さらに、本来なら排除されるはずの質の悪い油が吸収されてしまい、体内に回って湿疹やアトピー、喘息などを引き起こす。体に有害な細菌やウィルスも通してしまう。

腸管を中心にプログラムされた人体の免疫システムが壊れてしまうのです。

炭水化物は摂りすぎない

私は、炭水化物の摂り過ぎも、腸粘膜に悪い影響を与えると考えています。

遠い昔、狩猟、採集によって「食」を得ていた時代には、人間は主にたんぱく質や脂質、食物繊維などでエネルギーを作るようにプログラミングされていました。それにあたる食料は肉や魚、乳製品、野菜などです。

しかし、火を使えるようになって、また畑を耕すことを知り、米や麦を栽培して主食として食べるようになっていった。

となると、炭水化物を中心にエネルギーを作ろうとするようになってきました。ところが、人間の体は、かつての、あまり炭水化物を摂らない時代の名残もあって、その炭水化物中心のシステムがしっかり根付いていませんでした。

おかげで、炭水化物を摂り過ぎると糖分が増えて血糖値が上がりやすい。そのまま放置すると様々の臓器の働きが鈍るので、インシュリンを分泌して一気に血糖値を下げようとする。

しかし血糖が下がり過ぎると、血糖の乱高下が起き、活性酸素（フリーラジカル）が過剰に発生して、それが体のあちこちでクーデターを起こすのです。

フリーラジカル自体は、生きるため、身体の防衛上、病原体から身体を守るために必要なものですが、炭水化物過多などの偏った食事や不摂生、度重なるストレスなどによって、作られすぎの状態になってしまいます。

結果として、腸内細菌のバランスを乱し、身体に必要なビタミンB群をはじめとした物質が減少してしまい、腸粘膜が傷つき、イミグレ機能がマヒしてしまうため、有害物質を体に引き入れるようになってしまいます。心身のバランスが崩れ、がんや認知症、脳血管障害をはじめとしたあらゆる病気のもとにもなりうるのです。

がん細胞は健康な人の体でも一日数千個は発生します。これを体内各所にある免疫細胞が見つけて歩いて、撃破していきます。だから健康ならばがん細胞は増殖しません。それがフリーラジカルの過剰な増産で、腸粘膜が正常な働きができなくなったりすれば、がん細胞は生き残り、時に発症します。

血糖値が常に激しく上下するような食生活は、過剰なフリーラジカルが生じてしまい、とても危険です。腸の粘膜はプレッシャーに耐えきれずにむくんできたり、ひび割れたりする。

腸内細菌は「イミグレの係員」

さて、ここで改めて触れなくてはならないのが「腸内細菌」です。

腸粘膜がイミグレだとすれば、その係官として働いているのが腸内細菌です。腸粘膜を覆って、外から来る「敵」を守っています。また、腸内細菌は酪酸や酢酸などを作り出し、それで腸内が酸性に傾き、病原菌繁殖を防いでいる、などということもしている。腸内細菌は、近年、非常に脚光を浴び、テレビなどをはじめとしたマスコミでも取り上げられる機会が多いので、詳しい方も少なくないでしょう。

一人につき100兆個とも1000兆個ともいわれ、種類も、次々と新種が発見され、いったい何百種、何千種あるか見当もつかないと言われる腸内細菌。

善玉菌、悪玉菌、日和見菌などという言葉も、どなたもお聞きになったことがあるかもしれません。

腸内環境を整える善玉菌と、それを破壊する危険のある悪玉菌、そのどちらにも含まれず、状況によって善玉にも悪玉にも協力する日和見菌と。実際には、そんなに単純なものではないのですが、とにかく腸を守り、人間の心身のバランスを保つために、腸内細菌がとても大切な役割をしている事実は、広く浸透してきました。

フリーラジカルの過多によって、この腸内細菌の中の善玉菌は減らされていきます。朝食はバナナに菓子パン、缶コーヒー、などといった血糖値が上がりまくる食生活をおこなっていたら、フリーラジカルも増えるばかりで、善玉菌の減少によって、腸の働きも鈍くなってしまう。

善玉菌を増やすには、赤身の肉、玄米、魚などにたくさん含まれるビタミンB群の摂取が有効なのですが、血糖値の急上昇でインシュリンの分泌が進めば、ビタミンB群は過剰なフリーラジカルの影響で壊れていきます。

防衛策として、よく言われるのが、善玉菌のエサともなる食物繊維をしっかり摂ることでしょうか。魚、赤身の肉、大豆、食物繊維たっぷりの野菜を中心とした「食」を食べ続けるのは、腸粘膜と腸内細菌を守るのにいいとともに、ビタミンB群も元気づけます。

食物繊維と腸内細菌は、みればみるほどwin-winの関係にあります。保水性のいい食物繊維は、腸管を通る中で水を含んで膨らみやすいから、胃の中にとどまる時間も長く、満腹感を味わいやすい。ですから過剰な炭水化物摂取をストップできる。

食物繊維は、悪玉菌をどんどん取り込んで、便に混ぜ込んで一緒に外に排出する働きもある。

善玉菌優位の、健やかな腸にするのに、食物繊維は欠かせないものなのです。

「イミグレ係員」の腸内細菌を支える応援団長のようなものかもしれません。

「ご先祖様菌」とはなにか？

さて、ここでようやく「ご先祖様菌」の登場です。もちろん腸内細菌の一種です。

それって、善玉菌？　それとも悪玉菌？　いや、そういう分類が出来るものではないのです。ご先祖様からいただいた、ルーツを持つその土地ならではの、善玉菌、悪玉菌、日和見菌を含んだ腸内細菌という意味です。

いきなり極端な例を出しましょう。

北極圏に住むイヌイットは、かつて食料としては狩猟による生肉が主で、アザラシ、クジラ、魚、陸のものとしてはトナカイやウサギ、鳥を食べていました。農耕する土地もありませんから、野菜や穀物はあまり食べませんでした。

現在の常識から考えると、恐ろしく偏った食事に見えますね。

だが、その後の研究結果では、イヌイットの日々の食材にはビタミンやミネラル、酵素、良質の脂質がたっぷりと含まれていて、野菜を摂らなくても栄養が取れていたのがわかっています。

しかも長年続いた伝統の食生活によって、生肉に含まれる栄養分をスムーズに消化して吸収してくれる腸内細菌が出来上がっていたのです。

おかげで、西洋食が流入した現在の方が、イヌイットでがんや生活習慣病に悩む人たちが急増しているとか。

パプア・ニューギニアの例もよく知られています。

もともとパプア族の人たちは主食はイモ。動物性たんぱく質はほとんど食べないのだそうです。ところが、体をみれば、男性なら筋骨隆々の人が多いようです。

研究の結果、どうも彼らのお腹では、空気中から取り込んだ窒素分をタンパク質に合成する腸内細菌が活発な活動をしているらしいのです。

だから逆に、お祭りで豚肉を食べたりすると、お腹を壊してしまうとか。

つまりイヌイットもパプア族も、お腹に、その種族ならではの「ご先祖様菌」を持ち、その活動ゆえに、風土にしっかりマッチした食生活をいとなみ、健康を維持しているのです。

そして、「ご先祖様菌」を無視して、まったく違う道をたどると、なんらかのトラブルが起きるのです。

北極圏やニューギニアの話だから、あなたには関係ない？

とんでもない。人間は誰でもオギャーと生まれたところから「ご先祖様菌」とは縁が切れない存在なのです。

「ご先祖様菌」が定着するまで

赤ちゃんは生まれる前、胎内ではほぼ無菌状態です。もし普通分娩での出産なら産道を通る時に母親から母親に固有の様々な菌を取り込み、外に出ると周囲の様々な菌や微生物に接触、感染していきます。

産道は、腸内ととても似た細菌環境があって、そこを通る赤ちゃんの口から細菌が入り込んで、腸内に棲みついていきます。

帝王切開によって生まれた赤ちゃんは、この産道での感染はありませんが、生まれた環境の中で周囲に生息するたくさんの細菌を取れ入れて育っていきます。

昔は日本でも、自宅で出産するケースが多かったですね。たくさんの細菌がいる古い家の中で生まれ、母乳で育てられた赤ちゃんは、たっぷり「ご先祖様菌」を受け継いでいったのです。

以前、「腸のオーソリティ」藤田紘一郎先生からも、「ご先祖からいただいた菌はかけがえがない」との話をうかがいました。赤ん坊は家の中で落ちたものをなめたり、泥遊びをしたりする中で生まれ育った環境の中の菌を取り込み、それをベースにして自分なりの腸内細菌を構成していくのです。それが出来上がるのは生後1年から2年ともいわれます。

人間の腸内細菌の構成は、指紋と同じで一人一人みんな違います。さらに詳しくいえば基本になる腸内細菌の構成は、幼少期までに固まってから死ぬまで、変わりません。大人になってからの食生活、日常生活で善玉菌と悪玉菌の比率が変わったりはしても、もともとあった構成要素は大きな変化はないようです。

だからこそ、あらかじめ母親から、そして生育した環境から受け取った「ご先祖様菌」は大事にしなくてはいけません。

隅に追いやられている「ご先祖様菌」

改めて「ご先祖様菌」の定義をするなら、独断と偏見かもしれませんが、遺伝子にも似て、自分のルーツをもとに受け継いできた腸内細菌の一種、でしょう。

消化吸収や、血流、免疫力アップなど、体を元気にするあらゆる部分に関わる、自分に固有の腸内細菌、ととらえる見方もあります。しかし、私としては、どうも単に善玉菌と分類するものだけでなく、中には、悪玉菌に入れられそうだけど、それがなくなると善玉菌の働きも鈍ってしまうような「地生えの菌」も混じっている気はします。

もともと腸内細菌は、発酵によって体に役立つ物質を作ります。発酵とは、一口でいったら微生物が様々な有機物を分解、変化させて私たちにかけがえのないものを作りだしてくれる作用。たとえば細菌が糖分を発酵で分解するおかげで醤油、味噌、お酒が生まれるわけですが、同じような作業が、腸の中でも行われているのです。

腸内細菌、ことに善玉菌が発酵によって生み出した物質は、体のあらゆるところで働いています。

糖分やコレステロール、脂質などの吸収をコントロールして、余分なものを排泄すること、ビタミンやホルモンの生成、腸はもちろんさまざまな臓器の活性化などなど…。便秘で悩まされ、肌荒れやうつの症状まで出ていた患者さんでも、腸内細菌が元気になって腸内環境が整えば、うつまで改善した例はたくさんあります。

そんな中、せっかくの「ご先祖様菌」が、家でいったら部屋の隅に追いやられている傾向があるのが、私はとても残念でなりません。

ビヒィズス菌、乳酸菌が体にいい善玉菌の代表なのは、テレビCMを見ていてもよくわかります。ただ、だからといっていたずらに体外から薬や健康食品を通して摂取しようとするのはどうでしょうか？　だったら、もっと最初に体内に備わった「ご先祖様菌」が生き生きと有機物を発酵させられる状況を作ってあげたらいいのではないか？

体にフィットしているのは確かなのですから、有効利用すれば、より大きな力を発揮できるはずです。

漬物とヨーグルト

私は、「ご先祖様菌」を増やしていくために、その「地元」でとれた農作物を摂るのが一番、と考えています。しかも、発酵した食品を食べるのがいい、と。

「地生えの菌」と「地生えの食材」の相性がいいのはいうまでもありませんが、発酵食品を摂ることで、さらに効果はスピードアップするでしょう。

それも、出来れば植物性の発酵物がいい。もっと具体的にいうと、地元でとれた野菜で作った漬物。

同じ発酵物でも、乳製品のヨーグルトにはカゼインというたんぱく質が含まれており、まして、これは日本人の腸の粘膜には、やや強すぎるのです。腸に炎症を起こしやすい。それにもともと乳製品をあまりとらなかったために、日本人の「ご先祖様菌」とはあまり相性が良くない。カゼインを抜いたヨーグルトもないので、毎日食べるべきではないでしょう。ヨーグルトは時々食べることがよいと考えます。

発酵物ではありませんが、小麦もまた、グルテンと呼ばれるたんぱく質があって、これが日本人の「ご先祖様菌」とはあまり相性が良くありません。欧米ですら、わざわざグルテンを抜いた食材も売られているくらいです。

漬物はいいですよ。腸の粘膜を傷つける心配も少ないし、「ご先祖様菌」を何よりも元気にしてくれます。より食べ物の分解を進めて、最小単位の物質にまで分解してくれる環境を整えてくれる。

フリーラジカルの過剰発生は「ご先祖様菌」の活動の妨げになります。最初に炭水化物を食べると血糖が急上昇してしまい、インシュリンが血糖を下げようと分泌されます。しかし血糖が下がり過ぎてしまい、この時に、過剰なフリーラジカルが発生してしまいます。ですから、炭水化物は、食事の最後に摂るのが望ましい。腸管というアパートの中で、「ご先祖様菌」の肩身を狭くさせてはいけません。

動物性たんぱく質も重要

もっとも、植物性の発酵食品だけ食べていれば「ご先祖様菌」が元気になるとはいえません。やはりビタミンなどを補給するためにも動物性たんぱく質も必要なのです。

ビタミンB群は腸内細菌を活性化させるコーディネーター、ビタミンCも有機物が吸収しやすい環境づくりに貢献してくれます。

もし部屋の隅に「ご先祖様菌」が追いやられていても、彼らが「ほら、もっと中央にきて堂々としてください」と導いてくれます。

残念ながら日本人のほとんどは、ビンミンB群、C、鉄分、亜鉛、たんぱく質が不足しています。そのまま放置していると腸も老化し、全身の細胞も老化していってしまう。ビタミンB群や鉄分が豊富な赤身の魚肉を食べるなり、ビタミンCの摂取のために肉や魚にたっぷりレモンなどをかけて食べるなりの、工夫も必要でしょう。

こうした食材によって、細胞も、「ご先祖様菌」も若返っていくのです。

DHA（ドコサヘキサエン酸）やEPA（エイコサペンタ酸）といった血管を丈夫にし、体のサビとりをしてくれる物質をたくさん含んだ青魚も、ぜひ摂取してほしい食材です。これらは腸の粘膜も丈夫にして、「ご先祖様菌」を働きやすくもしてくれます。

たんぱく質は、動物性たんぱく質、植物性たんぱく質の両方を同時に摂取することが望ましいと考えます。

過剰なフリーラジカルは「小さな原爆」

「ご先祖様菌」にとっての大敵は、過剰なフリーラジカルが暴れることです。血糖や血圧が乱高下してしまうこともありえます。単なる高血糖や高血圧よりも、この激しい上下が、腸内環境を破壊し、「ご先祖様菌」を部屋の隅に追いやってしまう元凶なのです。

その経緯を簡単に追ってみましょう。

まず暴飲暴食によって、過剰な糖質が分解され、高血糖の状態になります。血糖をさげるために膵臓からインシュリンが分泌されます。が、処理しきれない糖は中性脂肪におき換えられ、体脂肪が増えてしまいます。するとフリーラジカルを発生させる物質が出てきます。

また日々の生活でストレスが積み重なると、副腎からアドレナリンが出て、交感神経が高まります。すると、急激に血糖や血圧が高まるので、今度はインシュリン分泌で血糖を下げようとする。そこで血糖が下がりすぎるとたくさんのフリーラジカルが生まれる。

つまり、上がったものを下げてバランスを取ろうとすれば、アドレナリンなどで、血糖を上げるほかに、血圧や脈拍を高める副次的効果もおみやげとして残してしまうのです。負のスパイラルなのです。

自動車を例にとればわかりやすい。急ブレーキと急発進を繰り返しているうちにタイヤが焦げて、車そのものが動かなくなってしまう状況です。

部品までおかしくなっていく。ビタミンBやビタミンCの濃度も下がるし、肝臓の解毒機能や身体の免疫機能まで低下してしまう。

過剰なフリーラジカルはもう暴れ放題です。まるで「小さな原爆」です。

血糖の乱高下は「イミグレ」である腸粘膜を破壊し、体に不必要、有害な物質までスイスイ入り込める環境にしてしまう。

もはや「ご先祖様菌」も虫の息です。

どうすれば過剰なフリーラジカルをおとなしくさせられるか、それは後の章で、もっと詳しく触れることにしましょう。

健康寿命をのばすにも「ご先祖様菌」を元気に

さて、話を戻して「ご先祖様菌」です。

前に出たイヌイットの話をもう一度させていただきます。

イヌイットは、もともと青魚やアザラシを主食にしていたためにＥＰＡやＤＨＡが豊富であり、がん患者がほとんどいなかったそうです。昔から食べていたものを食べ、「ご先祖様菌」の働きやすい状態にしていれば、単なる平均寿命ではなく、健康寿命が伸びるのですね。

ところが、そのイヌイットたちも「西洋化」し、ほぼ同じ緯度で生活しているデンマーク人たちと同じような食生活を送るようになるとがんの発生率も高くなっていったとか。

沖縄の例もあります。有名なゴーヤチャンプルは、たんぱく質、ビタミンＢ群、ビタミンＣ、鉄分、亜鉛などが揃って、最高のバランス食です。かつては、そうした地元の野菜や野草と，たんぱく源としての豚肉を中心とした食生活で、最も長生きの県とされてきました。「ご先祖様菌」も生きやすかったでしょう。

それが戦後、ステーキや乳製品をたっぷり食べる欧米風の食生活が流入して、「ご先祖様菌」は影を潜めているようです。

いや、平均寿命ばかりに目を向けてもいけません。日本に限らず、世界中の大きな課題として、平均寿命と健康寿命との差が大きくなってきています。平均寿命が85歳でも、健康寿命が75歳なら、10年間は要介護の暮らしをしなくてはならない。本人にとっても辛いし、周囲にとっても辛い。

どうしたら健康寿命をより長くして、要介護期間を短くできるか？

私は、ここでも「ご先祖様菌」にもっと目を向け、大切にしてあげたらいいと考えています。「ご先祖様菌」を活発にし、元気にする食生活を送っていれば、体に無理が生じにくく、健やかに老いられます。

赤ちゃんが母親の腸内細菌を引き継ぐからには、まずはお母さんがどこで生まれ育ったか、妊娠中にはどこにいたか、それに赤ちゃんとして生まれての1、2年をどこで過ごしたか？　これを特定するのが大事です。「ご先祖様菌」のルーツがそこにあるわけですから。

ぜひ「ふるさと納税」で

海外旅行で現地の豪華な食事を食べても、やはり一番おいしいのがご飯に納豆、みそ汁だったりするのが日本人。伝統ゆえか、日本人の多くは、バター、チーズ、ヨーグルトなどの乳製品より、納豆、豆腐の大豆製品の方が消化吸収しやすいように「ご先祖様菌」は出来上がっているのです。

味噌などは、中国から来たとも言われていますが、あれだけ日本の土壌に馴染み、「ご先祖様菌」ともフィットした食材はないでしょう。みそ汁を作るのでも、ちょっと口に合わなかったら合わせみそにして、工夫すればいい。

生まれ育った場所でとれた野菜を使った漬物を常備しておくのは、腸を守り、「ご先祖様菌」を守るにはとてもいいことですね。

最近、しばしば本来の目的から逸脱しているのではないか、と議論になっている「ふるさと納税」でも、「ご先祖様菌納税」を始めたらいいのでは、と思っております。

地元でとれたものを、地元出身で他県に出た人たちが買って食べる。税収も増えるし、郷土愛もかきたてられる上に、「ご先祖様菌」も元気になる。

佐賀といったら、武雄のあたりはタマネギでしょうか。大分ならカボスやアジ、宮崎の和牛も鹿児島の黒豚もいる。ただ他県の人が注文するのではなく、そこにルーツを持つ人が買って、食べて健康になるところに意義があるのです。

ぜひどこかの市町村が始めてもらいたいものです。

特に農産物を使った漬物、ぬか床は有意義だと思います。

第二章　「ご先祖様菌」を元気にする「食」

「よく噛む」と「腹八分目」の効能

言うまでもなく、「食」は腸の健康と直接につながっていて、どんな食材を、どんな順番で、どう食べるかは、元気な「ご先祖様菌」を育てる上でも最も重要です。

そこで、まず「食べ方」にこだわってみましょう。

皆さんも、子供のころから、親御さんに「食べ物はよく噛みなさい」と何度も聞かされたと思います。ではなぜよく噛むのがそんなに大事か、おわかりになりますか？

栄養素といえば、炭水化物、たんぱく質、脂質、ビタミン、ミネラルといった五大栄養素がまず浮かびますね。それに食物繊維、過剰な活性酸素を中和してくれる効能のあるファイトケミカルまで含めて七大栄養素ともいわれます。

消化とは、食べ物を、こうした物質の最小単位にまで分解して腸から吸収しやすくすることです。もし消化が不十分だと、腸にたどりついた際、スッキリと吸収されずに動脈硬化を起こしたり、人の体に悪さをしてしまうこともあります。腸内細菌の働きも鈍り、もちろん「ご先祖様菌」にも悪影響を及ぼします。

「しっかり噛む」ことで、まず消化管の入り口である口腔で出来るだけ食べ物を細かくして、吸収されやすい最小単位に近づけなくてはいけない。

とともに、唾液にはアミラーゼという、炭水化物を分解する消化酵素があるため、噛むとともに、よく唾液とまぜるのも大切です。炭水化物とは身体活動のエネルギー源ですから、しっかり消化され、吸収されないと、エネルギー源として有効利用できなくなってしまいます。

要するに「噛む」のと「唾液とまぜる」は人間の生命維持のための、重大な「エネルギーの仕込み」になるのです。

しかも、「噛む」行為が、脳の血流を活性化させる効果があり、しっかり噛むことは高齢者にとっては認知症を予防する意味でも効果があります。

「腹八分目」というのも、当然、守るべきですね。

人間の体に限らず、たとえば会社でも、全体の部署の中の、ある一部門ばかりがオーバーワークになってしまうと、そこにばかりおカネや人材が集中して、他部門に十分には回らなくなってしまうでしょう。それと同じことです。食べ物の消化のために消化器系に血液が集まって、脳など他の臓器がシステムダウンしてしまう危険性があります。

さらに食べてから睡眠までの時間が短ければ、胃も腸も、睡眠中でもオーバーワークな消化活動をしなくてはならないから、休養もできません。朝になると、胃腸がもたれたまま、食欲もなし。どんどん食生活は乱れて、腸内環境も悪化していきます。「ご先祖様菌」もバランスを壊され、善玉菌のパワーが低下し、悪玉菌優位になってしまいます。

なぜ朝食は絶対に必要なのか？

朝食は絶対に摂らなくてはいけません。

これは、血糖の面から考えてもあきらかです。

仮に、午後6時に食事を摂って11時には就寝するとします。それで翌朝、食事を摂らずに家を出て昼食を正午に摂るとしたらどうでしょう？　なんと18時間にわたって絶食したことになります。

当然、食べないのだから血糖は下がります。低血糖になると、身体はそれに反応して、膵臓からグルカゴン、副腎からアドレナリン、コーチゾール、甲状腺から甲状腺ホルモンといったように、下がった血糖を上げようとするホルモンが分泌されます。

すると、血糖だけではなく、同時に血圧や脈拍も上がっていくために、動悸がひどくなったり、頭痛やめまい、胸のザワザワ感などが出て来たりもします。精神的なイライラ感も増していきます。交感神経過緊張状態です。

明らかに身体のバランスが壊れた状態になるわけですね。自律神経の失調を起こしてしまいます。

気を紛らわすために、どうするか？　間食をするか、タバコやアルコールに頼ってしまうか。どちらにせよ、血糖が急上昇する手段に走りやすくなる。落ち着くために、と缶コーヒーを飲むだけで、血糖値は一気に上がります。そうなると、今度は下げるために膵臓からインシュリンが大量に、スプリンクラーみたいに分泌されてしまう。交感神経も過剰に働き、緊張状態がずっと続いてしまう。

血糖の乱高下は、ちょうど思い切りバンジージャンプをしているようなものです。すると前にも触れましたフリーラジカルが出過ぎて、特に腸内にあるビタミンB群が破壊されてしまいます。ビタミンB群の、ことにビタミンB６は腸の善玉菌を活性化するために働いてくれるので、腸内細菌のバランスは崩れ、悪玉菌が増殖していきます。

もはやこうなると「ご先祖様菌」も青息吐息。

つまり、それだけ朝食を抜くのは、腸に深刻な影響が出る危険性があるのです。

不規則な食事や暴飲暴食が体に及ぼす悪影響とは？

不規則な食事や暴飲暴食も、同様です。

元来、「ご先祖様菌」は、もともと日本人の「食」に合ったバランスで成り立っています。ところが、脂の多い肉類、乳製品の多い欧米型の「食」によって、いささか弱ってもいます。そこにビタミンB群の大量破壊があると、もはや悪玉菌の拡がりを抑えられない。

腸内環境が乱れてくると、便も臭くなって、便秘もひどくなります。腸を動かすエネルギーも低下し、残便感が残る上に、力むので痔にもなりやすい。

腸の壁の粘膜も浮腫み、キズが出来やすくなり、小腸粘膜上皮間の部分がユルくなって、本来体外に排出すべき汚水成分まで体内に入ってきてしまう。肝臓でも解毒しきれず、それがやがて全身に散布されて、湿疹、アトピー、子宮内膜症などの原因になってしまうのです。

肝臓には、解毒作用だけではなく、一度、分解され、小腸から吸収されたアミノ酸を合成して、身体に役立つたんぱく質を作る働きがあります。それは筋肉にもなるし、心に元気を与えてくれるドーパミンや、安らぎを与えてくれるセロトニンなどの脳内ホルモンにもなります。

しかし、肝臓が解毒の方に力をとられてしまうと、それらの合成の方までなかなか手が回らなくなってしまう。

腸内環境の悪化は、こうして肝臓をも弱らせ、ひいては「心の働き・脳の働き」まで低下させてしまうわけです。更年期障害、引きこもり、認知症など、みんなもとはといえば腸内環境の悪化が誘因ではないか、と思えるくらいです。

ただ、それを改善するといっても簡単ではない。なぜなら、一人一人の腸内細菌の構成はみんな違うからです。不足する栄養分を摂取するにしても、ビタミンB群がぜひ必要な人もいれば、鉄分やマグネシウムがもっと必要な人もいるかもしれない。少々の暴飲暴食なら大丈夫なタフな方もいれば、ちょっと食べ過ぎたくらいですぐ身体を壊す方もいる。

いわば、その指針になるのが「ご先祖様菌」なのです。「食」はもちろん、水でさえ、自分が本来もっているルーツの産物を基本に揃えていけば、「ご先祖様菌」は活性化し、極端な腸内環境の悪化を防ぐことが十分期待されます。

地産の「食材」を順序良く食べる効能

改めて言います。腸内細菌は人それぞれ違うけれど、万民共通の、腸内環境を整える方法がある。

それが自分の持っている「ご先祖様菌」を活性化させる「地元」の食材を食べ、「地元」の水を飲むことだ、と。

よく、テレビCMで、生きたビフィズス菌の含まれた飲料を飲んで腸も元気、といったものがありますが、実はビフィズス菌といっても数多くの種類があり、人によって違うのです。その人が、母親から出生時に受け継いだ本来持っているビフィズス菌こそが、その人の「ご先祖様菌」であり、外から飲み物として取り入れても、その力は、母親から受け継いだものが、より強いようです。

地産の野菜の漬物、地産の肉や魚など、集められる限りは集めて食べるのがオススメです。ルーツは九州だが、今は東京に住んでる、というような方は、ぜひ九州から食材を送ってもらってほしい。

もっとも、ただやみくもに食べればいいわけではない。私は、食べる順番も大切だと考えています。

食べるとしたら、血糖が急激に上がらず、決して血糖値が乱高下しないように食べるのがいいでしょう。それには、まずは野菜を摂る。その次にたんぱく質や脂質を摂る。最後に炭水化物や果物。旅館の食事などでも、ご飯は最後で、その前におかずが沢山出てきますね。

あの方が合理的なのです。血糖を上げる炭水化物や甘い果物、お菓子などは最後に摂れば、ゆるやかに血糖は上昇して、消化管、ことに腸の負担は少ないです。

いきなり、甘いお菓子やおにぎりをパクリはよくないのです。

そして食事のあとは、散歩や掃除程度の、軽い運動をして手足の筋肉を動かすのがいいでしょう。上昇した血糖値を自然に、少しずつさげていくわけです。軽く汗がにじむ程度の有酸素運動くらいがちょうどいい。

腹式呼吸をするだけでもいい。横隔膜が動き、それに伴って胃腸も上げ下げして動きをよくできる上に、余分な脂肪や糖質を燃焼できます。

水分は白湯で、油はオメガ3系で

水分の摂り方も気を付けなくてはいけません。

中でも心臓の悪い人、動脈硬化の人などは、水分の摂り方には細心の注意が必要です。もちろん胃腸を中心とした消化器系の臓器にとっても、「脱水」は大敵です。

一般論としては、水分は汗をかいた分、摂っていくべきといわれています。

ただし、ここでは私はもう一つ提案しておきましょう。朝起きた時、コップ一杯の「白湯」を飲んでほしい。あくまで「水」ではありません。水は冷たく、刺激が強すぎる。白湯ならば、ゆっくりと、無理なく、胃の粘膜についた粘液が洗い流され、胃が順調に動き始めます。そうすると腸もまた自然に動き出す。便秘の人が白湯を朝起きてすぐに飲むと便通がよくなるのでも、それはわかるでしょう。

胃、腸、脳と順に、無理なくスイッチが入っていくのです。

さて、では油はどう摂取したらいいか？

私は、近年の腸内環境悪化の最大の原因の一つが「油の使い回し」にあると思います。

たとえばファーストフード店などを見ると、同じ油で、何度もフライなどを作っていますね。

使い回されて劣化した油は活性酸素を生みやすく、身体をさび付かせる原因となるのです。

従って腸内細菌の活動も弱っていく。

腸のイミグレで排除すべき成分まで入り込んで、アレルギーなどの要因にもなります。

油は出来るだけ、一回きりの使い捨てがいい。

また、今の食生活をみていると、どうしても油といえばオメガ6系の、植物油を使った料理が多い。決して6系が悪いというのではないのですが、摂りすぎが問題です。6系ばかりだと、やはり活性酸素を生みやすくなり、アレルギーの危険もあります。

「ご先祖様菌」も、活動が鈍ります。

DHA、EPAといった、青魚などに含まれている、あるいはナッツ類に多いオメガ3系の油を摂って、バランスをよくするようにしましょう。この3系は血液のドロドロを改善し、活性酸素を中和してくれる効能があります。つまり身体のさびを流してくれるのですね。

「抗生物質」や「抗うつ剤」はなぜイケナイか？

「食」とは少し離れますが、腸内細菌の大敵といえば、やはり抗生物質でしょう。

これはもう、悪い菌もいい菌もまとめて殺すのですから「ご先祖様菌」にとっても、脅威そのものです。抗生物質によって主に生き残るのは「弱毒菌」です。また、中でもカビ菌というのが人間にとってはとても厄介な代物で、たとえばその代表が水虫菌です。

日和見菌が悪玉菌の味方になって腸内を荒らすのも、怖いですね。

食品添加物に関しても、影響は似ています。人工的な「異物」を身体にいれた結果、善玉菌が弱まり、悪玉菌が勢力を増す。抵抗力が弱ったところで弱毒菌が増えてきて、日和見菌が悪玉菌よりの働きをするようになるのです。

ですから、「ご先祖様菌イズファースト」の私としては、不用意に治療にも抗生物質の処方は避けることが望ましいですし、食品添加物入りの食べ物は避けたいところです。

もちろん、抗生物質を使わなくては治らない場合もありますが。

その流れでいくと、抗うつ剤も、腸内環境には大敵な薬です。

パニック障害などでも、もともと自分が持っている、心を安定させてくれるセロトニンを再利用する薬がよく使われています。が、あくまで、「お古」になった服を、仕立て直して使っているようなもので、使えば使うほど擦り切れて、効かなくなってしまいます。本来、セロトニンを作る腸内細菌も弱くなって、生産能力が落ちてしまう。

そうなると、さらに強い薬にグレードアップさせて薬の効き目を保とうとして、腸内環境も悪化していきます。

たとえ一時期、抗うつ剤で症状を抑えながらも、自分でセロトニンを作れるような環境作りをしなくてはいけない。となると、やはり第一は「食材」です。「ご先祖様菌」を生き生きと活動させるような「地産」の食べ物が、ここでも大切なのです。

発酵食品ならば「漬物」

腸にいい食べ物、と聞けばまず「発酵食品」が浮かびますね。発酵食品とは、いわば微生物の力を借りて発酵させた食品で、そこに含まれる善玉菌が、腸での消化、吸収をスムーズにしてくれる効能があるといわれます。

では、発酵食品の代表的なものを、と聞かれると多くの方が「ヨーグルト」を連想されるでしょう。ヨーグルトには、乳酸菌、ビフィズス菌もたっぷり、というイメージがあります。テレビＣＭなどの影響もあるでしょう。しかし、本当に腸にいいのか？

ちなみに発酵食品には、牛乳などを原料にした動物性のものと、野菜の漬物などの植物性のものがあり、動物性発酵食品にはカゼインというたんぱく質が含まれているのです。そしてこれには遅発性アレルギーを起こしやすいリスクがある。植物性には、それが少ないのです。

さらにここで「ご先祖様菌」の問題が出てきます。

人によっては体質的に、どんなにたくさんヨーグルトを食べても大丈夫、というケースもあります。ただ、味噌、豆腐、納豆など植物性発酵食品をたくさん食べて来た日本人の持つ「ご先祖様菌」は、どうしても、そちらに合うようになっていることが多いのです。

私は、まず順番でいうなら最初に野菜を食べてほしい、と前に述べました。それでいけば、自分が生まれ育った土地の地産の野菜を原料にした漬物こそが、最も「ご先祖様菌」にフィットする発酵食品ともいえます。キューリやナスの糠漬けなんて、とてもおいしいですし。韓国の方なら、やはりキムチでしょうし。

ヨーグルトは週に2〜3回くらい食べたらどうでしょう。

毎日となると、カゼインによる遅発性アレルギーの危険性も否定できません。

肉はどしどし食べた方がいい

戦後、食生活が欧米化されて行く中で、しばしば肉食は「悪役」になってきました。肉類に含まれる動物性たんぱく質や脂質が、腸では悪玉菌のエサとなり、肉の食べ過ぎが腸内環境を荒らすもとになる、と。中でも若い層が好むハンバーガーをはじめとした脂肪分たっぷりのファーストフードが悪玉菌の増殖を助長している、との指摘もあります。

私は、どうも大きな誤解があるのではないか、と考えています。

ファーストフードが身体にいいとは私も思っていません。ですが、その元凶は決して肉ではないのです。たっぷりとオメガ6系の植物油を使いすぎているのと、それが何度も使い回しで劣化した油だったりするからなのです。しかも肉の部位の中でも脂身を摂りすぎている点も注意しなくてはいけません。

ジャンクフードと呼ばれるスナック菓子などは、より劣化した油の比重が高く、腸にも大きな負担を強いることになります。

ですが、それらは肉そのものというより、調理に使う油の弊害です。肉の中でも、いわゆる脂身ではない、「赤身」の肉はとても栄養バランスがいいのです。

アミノ酸、鉄分、亜鉛、ビタミンB群と、身体を形作ってくれる栄養素がほぼ満遍なく含まれており、ビタミンCを加えればさらに吸収しやすくなります。ステーキにレモンがついているのがまさにそれですね。

もっとも私がお勧めするのは、もも肉、ひれ肉、レバーなどで、脂身の多いバラ肉、ひき肉、鳥かわなどはあまりお勧めできません。ただし、腎臓病、痛風、お肉アレルギーの方は、動物性たんぱく質の摂取については、かならず医師にご相談ください。

魚も、なるべくならマグロ、カツオなどの赤身の魚、それにオメガ3系の油がたっぷり入ったサバなどの青魚にレモンやカボスをかけて食べるのがいいでしょう。

肉、魚には良質な動物性たんぱく質が多く含まれているので、日々元気でいるために は欠かせません。身体に活力がなければ、「ご先祖様菌」をはじめとした腸内細菌の動きも鈍くなります。

まず野菜を食べて、それから肉や魚もしっかり摂りましょう。腸の働きが鈍くなって、うまく消化吸収ができないと感じたら、腸管に無理な負担をかけない漢方薬の手助けを借りればいいのです。

「自然食」と「有機野菜」について

肉食がいい、という話の続きを少ししてみます。

今、オーガニックというのがとてももてはやされていますね。オーガニックを売り物にするお店も多いし、私はオーガニック食品しか食べない、という人も増えています。

それはとても結構だし、私も、「地産」のオーガニック食品を食べるのが「ご先祖様菌」を元気にするにはとてもいいとは思っています。

農薬は土壌が持っている本来の細菌を殺してしまうのは確かですから。

有機農法も素晴らしい。体内に残留した農薬から、人間の体にはプログラミングされていない環境ホルモンなどが蓄積されて行き、がんやアルツハイマーなどの難病を生む要因ともなっています。それを防ぐのには、有機農法はとても有効だと思います。

ただし、どうも私が気になっている点がひとつあるのです。オーガニックや有機農法にこだわっている人たちの中に、いわゆるベジタリアンが多すぎるのではないか？

たんぱく質には言うまでもなく動物性と植物性とがあり、たとえば心を整える脳内ホルモンであるセロトニンは、その両方がうまく融和して、初めて豊富に作られるといわれています。植物性たんぱく質だけでは、なかなかうまくセロトニンは生産できない。

それは、人類そのものの歴史から考えても、想像できます。人類が誕生した当初、おそらく彼らは獲物を摂ってそれを食べる「狩猟民」だったはずです。ですから食材は動物性たんぱく質と脂質が中心でした。

「ご先祖様菌」においても、あらかじめ動物性たんぱく質を分解する働きがプログラムされていたでしょう。で、やがて農耕を知り、人類は炭水化物もたっぷり摂るようになったのです。

日本人、欧米人といった人種の問題ではなく、それ以前の根源的なものとして、人の身体は動物性たんぱく質をある程度は必要としているのです。食べなければ死ぬわけではありませんが、円滑に体を動かし、セロトニンをたくさん分泌して心の安らぎも得たいなら、動物性たんぱくを一定量は摂った方がいい。

オーガニック好きの方の中には、頑なに動物性たんぱく質を拒否して、たんぱく質は大豆でとればいい、と植物性にばかり偏る人がいます。

もう少し柔軟になってほしいですね。

地酒ならば「ご先祖様菌」にイイのか？

これまでも、私は繰り返し、自分の「ご先祖様菌」を元気にするためには、ルーツとなる土地で作られた食材や水を摂るのがいい、と言ってきました。

すると、こんな疑問をお持ちの方も出てくるかもしれません。

「じゃあ、酒を飲むのでも、地酒ならいいの？」

結論から言いましょう。お酒に関しては、地酒かそうでないかはあまり関係がありません。

日本酒の場合は、糖質には違いないですし、飲めば血糖値が上がるものとして考えるべきでしょう。

ですから、まず野菜を摂り、動物性たんぱく質もとり、そのあとで飲むのがいい。食前酒ではなく、食後酒です。

酒量は一合くらいまでがいい。量が増えれば血糖値も上昇し、善玉菌が減ってビタミンB群が破壊される負の連鎖が起きてきます。

またお酒と一緒にキクイモを食べるのがとても効果的です。キクイモには、そこにふくまれたイヌリンが腸の粘膜にへばりつき、腸からの糖質の吸収量を調節するといわれています。

では、血糖値が急には上がらないウイスキーやワインなら多少深酒してもいいか、となると、そうはいきません。

便のもととなる内容物のほうに水分が増えてしまって、どうしても下痢気味になる。肝臓もアルコールの分解で忙しくなって、腸も水分調節や、ツマミとして食べた食料を処理するのに大忙し。

ですから、適量を、ウイスキーなら水割り1～2杯くらいをゆっくりと、胃腸や肝臓が落ち着いて作業できるくらいの時間を与えつつ、楽しめばいいのです。

ツマミも、出来たら油がたっぷりの、消化に手間がかかるようなものは避けるべきです。

使い回しの油で調理された唐揚げのような、もう腸内細菌にも思い切り負担がかかる食べ物は、できれば避けたいところです。おいしいのもわかりますけれどね。

お腹を温める食材、冷やす食材

東洋医学では、西洋医学以上に「冷え」や「ほてり」を重視します。

中でも、直接、食べ物を吸収するお腹が温まっているか、冷えているかは、非常に重要視します。

まずはっきり状態がわかるのがウンチ。バナナ状にツルッと出て来てくれるような状態なら一番よくて、「ご先祖様菌」も元気です。

しかしコロコロっと固いウサギの便状だったり、黒味が濃かったりしたら、これは腸

に熱がこもっている証拠です。また反対に、ジュルジュルの軟便ならば腸は冷えていま
す。

また時には、食中毒で、熱を帯びていてもジュルジュルになったりもします。

どちらにせよ、こうしたウンチの出方を見て、温まり過ぎていたら冷やし、冷えていたら温める、そうやってバランスのいい状態にすることが重要です。

「鶏鳴瀉」なる言葉があります。「鶏鳴く」朝に「瀉」、つまり下痢をするという意味です。人は明け方には体温、血糖、血圧を徐々にアイドリングさせて上げていくのですが、お腹が冷えていると、なかなか体温は上がってくれない。それどころか、冷えが原因で下痢をしてしまう、これがまさに「鶏鳴瀉」。

身体を温める食材で腸の温度もあげなくてはいけません。勘違いしないでください。熱いものを食べたり飲んだりすれば温まるとは限らないのです。たとえば緑茶などは、どちらかといえば冷やすほうです。

いいのはショーガや山椒。紅茶は温めてくれますし、砂糖なら黒砂糖がいい。

逆に冷やしてくれる食材とすればナス、キューリ、スイカといった夏の果物野菜が当てはまります。

もしも「食」だけでは、うまくこうした温冷の調整が出来ない時には、漢方薬の出番になります。漢方薬には身体を温めるもの、冷やすものが数多く取り揃えられており、有名な葛根湯にしても、実は風邪薬というより、身体の表面部分を温める薬なのです。

食物繊維は「お掃除屋さん」

いいウンチが腸の健康の証なのは確かです。

漢方の世界でも、「入れることも大事だが、出す方をより重視しろ」ともいわれているくらい。

健康な人のウンチは、ほぼ水分で、残りは食べかすやはがれた腸粘膜や腸内細菌など。これがスムーズに排出されていれば、腸の健康は保たれ、「ご先祖様菌」も安らかに存在できるのです。

ですが、便秘などによって、どうしても滞りが出てしまうことがある。ここで救世主の役割をしてくれるのが、食物繊維なのです。食物繊維には果物に含まれるペクチンや昆布に含まれるアルギン酸のように水に溶けるものと、野菜によく含まれるセルロースのような水に溶けないものとがあります。

食物繊維は、腸内の善玉菌のエサになって、彼らを元気にしてくれます。

そして、食物繊維のとてもありがたい役割として、ウンチのカサを増やして腸内の有害物質を集めて、外に出してくれることがあります。

いわば「腸のお掃除屋さん」。

だからこそ、野菜類などは、出来るだけ摂ったほうがいいわけです。

断食、ダイエットは専門家と相談して

メタボの改善、それに女性なら美容の意味合いもあって断食やダイエットをする方は少なくないですよね。

断食については、私も、条件付きでやるのもいいかもしれない、とは思います。毎日、一生懸命に働いてきた腸内細菌も、たまには休ませた方がいい。腸は疲れてくると、粘膜にむくみが出てくる。それをとるのに休養は必要です。

しかし、やるならせいぜい2~3日でしょう。エネルギーのもとであるたんぱく質、

脂質、炭水化物は、断食をしたら当然、入ってこない。その分は皮下脂肪を燃やして代用するわけですが、身体に大きな負担がかからない限度がそれくらいです。

さらにたとえ断食とはいえ、水分と塩分、ビタミン、ミネラルは補給しておかなくては身体の維持はできません。山で遭難したりしても、食べ物はともかく、常に脱水だけは防がないと死んでしまう、ともいわれますね。

とりあえず何がいいかとなったら、私は「水と梅干」を推します。梅干しというのは実にありがたい食べ物で、人間に欠かせない塩分、ミネラル、ビタミンがほどよく含まれている。かつて、日本が貧しかったころ、ご飯と梅干だけの「日の丸弁当」がありました。ご飯の量ばかり多すぎるのは問題として、おかずが梅干だけ、はそれなりに説得力があったのです。

一方、ダイエットですが、これは断食とは違い、長い期間にわたって、食を減らす行為です。つまり食習慣そのものをある意味、変えてしまう。

これは一人一人の体質や体型によって、やり方をかえていかないといけない。まず痩せて皮下脂肪がない人は、やってはいけない。拒食症という心の病気もあるくらいで、体重を減らすことに快感や使命感を感じるようになったら、やがては身も心もズタズタになってしまう。

そこまで大げさではないにせよ、「朝食抜き」の項目でも書いたように、規則正しい食習慣から離れるのは、大きな危険がともなうのです。ダイエットで低血糖になっているところに、いきなり甘い果物を食べると血糖が一気に上昇してフリーラジカルが暴れ出すような。

それに、いわゆる「リバウンド」ほど、腸をはじめとした体全体に負担を強いるものはありません。人の体は少しずつの変化ならいいのですが、急激な変化にはうまく対応できないのです。

ただ食べ物を減らすだけでなく、何をどのくらいの量、どんな順番で食べるかもちゃんと決めておかないと、いたずらに腸内環境を荒らし、「ご先祖様菌」の働きも鈍らせてしまう。

ですから、もしダイエットしたいなら、シロート判断ではなく、最初にかかりつけの医師など、専門家の先生に相談すべきです。断食も同様。

自己流はダメです。

「ご先祖様菌」が喜ぶ地産の味噌

「ご先祖様菌」にとって、調味料は大切です。

ことに私は味噌に注目しています。味噌こそは、日本の食卓では欠かせない発酵食品。それだけに腸内細菌を元気づけてくれるわけですが、生まれ育った場所の菌で作られた味噌こそが、「ご先祖様菌」の大好物なのです。地産の味噌で作ったみそ汁なんて、毎日でも飲んでほしいですね。

テレビなどで、味噌蔵をご覧になった方も多いと思います。まさにそこで、はじめに使われる麹菌だけでなく、味噌蔵に住みつく様々な菌の力を借りて、味噌は熟成されていきます。

九州がルーツの「ご先祖様菌」が九州産の味噌と相性がいいのは当然です。

オリーブオイルなども、世間的には地中海沿岸でとれたものが高級とのイメージがありますが、私は、日本人なら小豆島産の方がずっと身体に合うと思う。だいたい摘み取って加工し、出荷するまでの時間が圧倒的に短いのですから、いいに決まっています。

塩なら、出来れば化学塩は使わないでほしい。食塩には体内に水をためる性質があり、余分な水分が身体のバランスを崩します。その点、岩塩はミネラルがしっかり入っている上に利尿作用があり、余分な水分を外に出してくれる。

砂糖も、摂るなら黒砂糖がオススメです。黒糖には、活性酸素を中和してくれるSOD活性という働きがあります。普通に使う白砂糖は、ほとんど化学物質であり、摂りすぎると血糖の乱高下のもとになります。

「マイ酢」を活用しよう

コンビニで食品を買ってお手軽に、はあまり身体にいいようには思えないかも。

しかし、使いようによっては、バランスの取れた、健康的な食事にもできるのです。たとえばサラダ。それに、ついているドレッシングではなく、酢をかけて食べればいいのです。

ドレッシングはだいたいオメガ6系の油の事が多く、摂りすぎると活性酸素を生みやすい。その点、酢は胃腸のPHを調節して、善玉菌が元気になる環境作りをしてくれます。しかもサラダの野菜は腸内細菌のエサにもなる。血糖値の安定にも役立つ。もしも地産の酢であったら、さらによし。

どうせならば、マイボトルに「マイ酢」を入れて持ち歩くのはどうでしょう。黒酢でもキビ酢でも結構。穀物酢でも果実酢でも構いません。

外出先で、キャベツに酢をかけて食べたら、なかなかおいしいですよ。酢は食材にかけると、柔らかくなって、食べやすくもなります。

ただしうっかり酢をそのまま飲むと胃を壊しますのでご注意ください。

いろいろ試してみて、一番肌に合う種類を「マイ酢」にすればいいわけです。

コンビニの食料品に話しを戻しましょう。

私が「あまり買うべきじゃないかな」と考えているのはお弁当類。全体的にお米の量が多すぎます。昼食にあれを買って食べると炭水化物の摂りすぎになってしまいそう。まずおかずを選んで、それに合わせて小さいおにぎりを一個とか、そのくらいにしておいたほうがいい。

おかず類では、出来れば「蒸す」「ゆでる」「煮る」といった形で手をかけたものがいいでしょう。それなら腸に負担がかからない。「焼く」とコゲができたりしますし、「揚げる」

は使い回しの油が使われている可能性が高い。どちらも悪玉菌増殖の要因になります。

ちなみに、コンビニでは、希望すればレンジでチンしてくれます。ですが、急激な温度上昇は熱で、食材のたんぱく質を変質させたりしますし、可能ならば自然解凍が望ましい。

冷凍食品で、凍ったものを温める場合は、さらに急激な温度変化によって、変質の度合いも高くなりやすいです。

何事も、急激な上下の温度変化は食材の持っている栄養素の働きを壊しかねません。自然のパワーを体内に吸収したいなら、電子機器はあまり使わない方がいいです。

外食も、出来れば「茹で」「蒸し」「煮る」で

何度も書いた通り、外食でも、ファーストフードは使い回しの油が使われていることが多いので、あまりよくはありません。

やはり火を通したもの、それも「茹で」「蒸し」「煮る」で調理されたものが、腸にも優しく、吸収はいいでしょう。鍋料理、おでんなどはその点でお勧めです。特に鍋料理

は食物繊維とたんぱく質、ビタミン、ミネラルをバランスよく摂取できますから。

ステーキも、脂分が少ないモモ、ヒレなどなら、野菜と一緒に食べていけば、悪くはないと思います。

和食であれば、地産の野菜の漬物、あるいは地産の味噌、野菜が入ったみそ汁などがあれば、「ご先祖様菌」はとても喜びます。「地産の発酵食品」はとにかく「ご先祖様菌」とは相性がいい。

お寿司なら、まず最初に刺身や小皿で少し腹ごしらえをしてから、シャリつきのネタを食べると、血糖の急激な上昇は防げます。

回転ずしなら、かいわれ、玉子あたりを最初にもっていって、みそ汁も飲む。その上でネタに行くのがいいでしょう。

丼物だと、親子丼は、まだいいのです。鶏肉、玉子と一緒にご飯を食べるため、糖質の吸収のスピードは緩やかになります。牛丼も、肉とタマネギがある程度まで、栄養のバランスをとってくれる。

マズいのは、たとえば握り飯だけ、とか、菓子パンだけ、とかで昼食をすませてしまうこと。菓子パンで使う人工油マーガリンは活性酸素を増殖させ、悪玉菌を増やすから、さらに良くない。ショートニングと呼ばれる、クッキーなどの原料にもなる食用油脂も、あまり良くない。

かえって素焼きのスルメ、アーモンド、チーズのような乾きものをおやつがわりに食べた方がいいくらいです。それならば血糖の乱高下も心配ありません。

とにかく血糖の乱高下を防ぐため、炭水化物は最後に少なめに食べる、そしてなるべく地産の食品、それも発酵食品を食べる、それで、「ご先祖様菌」はイキイキと働いてくれるはずです。

第三章　「ご先祖様菌」を元気にする漢方薬

不定愁訴

私はずっと、「食」に留意し、身体に合った「漢方」を処方すれば、西洋医学の療法で対処するよりも、患者さんの症状が改善することが多い、と語ってきました。

それは一つに、「ご先祖様菌」が元気になるからだ、とも。

しかし、だからといって、私も、医師となった当初から漢方薬を処方する東洋医学医師として歩み始めたわけではありません。そもそも、今の日本の医療制度の中では、まず西洋医学の勉強をしなければ医師の国家試験は通りません。

昭和59年、福岡大学医学部を卒業後、もちろん西洋医学医師としての道を歩み始めました。

そして、人の生命が誕生する崇高な現場に立ち会うのを希望して久留米大学産婦人科に入局し、そこで産婦人科専門医や医学博士を取得しました。

さらに大学病院から国立病院、市民病院、赤十字病院と回り、数多くの患者さんを診察していく中で、特に気にかかったことがあったのです。

それは、更年期の女性の心身の悩みに、うまく対応できないことでした。

「不定愁訴」という言葉を、お聞きになったことはありませんか？

頭が痛い、どうもよく眠れない、体の節々が痛む、顔がほてる、急に汗が吹きだす、などの自覚症状があるのに、検査をしてもこれといって異常はなく、いったい体のどの部分に異常があるのかよくわからない。ことに更年期の女性には、そうした症状が顕著なのです。

顔がほてる、イライラする、不眠、腰痛、全身にアリがはう感覚がある、足が冷える、動悸、頭痛、めまい、吐き気などなど、とにかくいろいろです。それを内科、脳外科、精神科、心療内科、耳鼻咽喉科など、いろいろ回っても、なんという病気なのかもよくわからない。検査の数値は正常なのですから。

「気のせいでは」「加齢ではないですか」

と言われることもしばしばです。

これを西洋医学的なやり方で治療するとなると、頭痛なら頭痛薬、不眠なら睡眠薬となりますね。ですが、どうもなかなか状態は改善しない。かえって症状ごとに薬を出すと、薬の数ばかり増えてしまう。

果たして、このやり方でいいのだろうか、と思い悩む日々が続きました。

「漢方薬でも使ってみたら」

医師になって5年ほどたったころでしょうか。ある日、病院の上司に何げなく言われたのです。

「そんなに西洋の薬で結果が出ないなら、漢方でも使ってみたら」

半信半疑でした。それまで私は漢方の勉強もほとんどしていませんでしたし、漢方薬を使ったこともない。

しかも、日本の多くの医師はそうなのでしょうが、どうしても東洋より西洋のモノの方が優れている、という抜きがたい先入観もありました。

とにかくまずは漢方についての知識がなくてはいけないので、漢方薬メーカー主催の講演会などにはせっせと通いました。それで、更年期障害には加味逍遥散（かみしょうようさん）、桂枝茯苓丸（けいしぶくりょうがん）、当帰芍薬散（とうきしゃくやくさん）の三つが特に効果的だから、これを使えばいいですよ、と教えられました。

言われた通りにせっせと出してました、この三種類。だいたいが西洋医学の薬では改善しない患者さんが来るわけですから、少しでも効果があればめっけもの、でもあるわけです。

もっといえばダメでもともと。

正直、あまりいい結果は出ませんでした。

今考えればわかるんです。漢方薬は、そもそもオーダーメイドの薬で、一人一人の身体がみんな違うように、効く薬もみんな違う。それを、ちょうど西洋薬のように、頭痛には頭痛薬、みたいに図式的に、更年期障害ならこの三種類、と安易に結び付けて使っていたのですから。

「病名」をまず決めて、それに合わせて図式的に薬を処方する、そんな西洋医学の発想で漢方薬を使っていたのです。

あまりに効果が出ないので、一度は漢方はやめようかとも思いました。

八味地黄丸

次の一歩に進むキッカケになったのが、ある高齢者の患者さんでした。

その女性は老人性膣炎にかかっていました。こういう患者さんの場合、顕微鏡で膣壁の細胞を見ると、萎縮した枯葉のような形をしているものです。

ところが、その方の膣壁の細胞を顕微鏡で見ると、妙に若々しい。女性ホルモン剤を飲んでいたりすれば、そうなることもあるのですが、飲んでいないという。

不思議なので、ご本人にいろいろ聞いてみたのですね。すると、糖尿や目のかすみ、高血圧にいいと言われて、八味地黄丸（はちみじおうがん）という漢方薬を飲んでいるとか。私としては、

「あまりへんなものは飲まない方がいいですよ」

といったんはやめてもらったんです。それで2カ月ほどして、たまたま検査をしてみたら、膣壁の細胞は萎縮したもとの枯葉のような状態でした。

おそらくその患者さんは、体質的に八味地黄丸が合っていたんでしょう。ホルモン剤でも何でもないのに、彼女を若返らせる効果があったのですから。また、飲むようにしてもらうと、枯葉状態が良くなっていきました。

確かに漢方の本には高齢者女性の足腰や泌尿生殖器の衰えを防いでくれる、とも書かれています。でも、誰にでもいいんではなく、体質的に合う人もいれば合わない人もいる。

ほんの少しわかってきたのです。漢方は図式的にはいかない、と。どんな症状か、よりもまず患者さんの体質はどうかを見極めた上でないと処方する薬は決められない、と気付いてきました。

漢方に真剣に取り組む

その後ですね、漢方に対して本気で取り組むようになったのは。それまでは、ほぼ深く考えることもなく更年期障害には加味逍遥散、といったレクチャーをほとんど疑問もなしに受け入れていたのを、立ち止まって考えるようになったんです。漢方の講演会でも、一回耳に入ったことを、自分なりにもう一度検証してみるようになりました。

聞いていくと、メーカー主催の講演会でも、独自の理論を話される先生もいたのです。「西洋医学では、よくエビデンスとか裏付けとかいうけど、中国医学には、４０００年分の歴史があり、エビデンスがある」

だから、その歴史をよりどころにして、患者さん一人一人の体質に合わせた使い方をすれば、これほどの武器はない、との意見もありました。

漢方薬一つ一つが、ある単一の病気に効くのではなく、人によって、思わぬ効果を生むのも、講演会で知りました。

たとえば八味地黄丸には、精子の動きをよくする働きがあって、男性が原因の不妊に効果的だったり、認知症の進行予防に役立つ可能性もあるようなのです。誰にでも、ではありません。あくまでも合う方に、です。

残念ながら、こうした漢方薬の「意外な効能」は、今の日本の医療制度の中では、明確には認められていません。何と最近では、国が定める効能以外の効能をメーカーが謳ったりすると、ペナルティを受けることになりました。

メーカーとしても、この状況が続くと、薬が売れなくなってしまう。従うしかありません。

漢方薬を、西洋薬のように患者さんの「病名」や「適応症」に従って使用するよう求められています。

小柴胡湯の落とし穴

東洋医学と西洋医学では、根本的に身体に対する捉え方が違うのです。

東洋医学では、身体が「熱がこもっている」か「冷えがこもっている」をとても重視します。熱っぽい人には熱を冷ます特徴の薬、冷えている人には温める薬を処方する。西洋医学には、そうした発想はほとんどありません。

そのため、思わぬ落とし穴に陥るケースもあります。

小柴胡湯は、肝機能障害を改善する漢方薬として、一時期、もてはやされました。しかし、あの薬には、体の中の炎症に伴うこもった熱をさましてニュートラルにもっていく働きがあります。冷えた体質の方に使ってしまうとさらにまた冷やして体のバランスを壊す作用もあった。おかげで、患者さんの中でアレルギー反応をおこして、間質性肺炎を起こして亡くなってしまう人が出てしまった。

単純に、この病気にはこれ、と結びつけてしまった結果の悲劇でした。

「小柴胡湯は肝臓病に効く」との情報に従って、処方された結果でした。

だいたい、漢方薬メーカーは、基本的には守りの姿勢なのですね。新薬が作れない。あくまで保険が適用されているのは既成の薬であって、新しいものを作ろうと考えても、保険適応の許可を得るまでには莫大な時間と臨床治験が必要で、国はなかなか「薬」とは認めてくれない。漢方薬は複数の生薬の寄せ集めであるため、臨床治験がおこないづらいのもあります。新薬を作って、攻めのビジネスができる西洋薬メーカーとは違うのです。

その上、国内では保険の薬価は下降気味なのに、中国から輸入する原料は逆に、年々上昇気味。

しかも、いまだに漢方薬が、西洋薬に比べて「胡散臭い」イメージもあります。漢方薬を、西洋薬のように「病名」に合わせて使えば、効率的だし、利潤をあげやすい。西洋医学の医師も使いやすい。

だから漢方薬メーカーも、これは漢方の本質からははずれるぞ、とわかっていても、西洋医学の発想で漢方薬を使う、というやり方をとらざるを得ない気の毒な一面もあると思います。

原敬二郎先生のもとで

私自身の話に戻ります。

私は、もっと深く漢方について習得したくなって、原敬二郎先生のもとで働きつつ学ぶのを選びました。平成８年ころでした。

原先生は昭和５年のお生まれですので、私が先生の病院に通いだしたころは原先生が60代半ば。九州大学の薬学部で生薬学の研究をされた後に、鳥取大学医学部を卒業して医師の資格を取られ、日本を代表する漢方医になられた異色の経歴の方です。

それだけに薬理学的な観点から東洋医学や漢方薬をとらえている点が特徴的でした。

実を云うと、漢方の世界では、どちらかといえば長い歴史のバックボーンを支えに、目の前の患者さんの、身体のどこに「熱」があって、どこに「冷え」があるかなど、大まかに症状や所見を診た上で処方する薬を決めていく、といったやり方が普通でした。

その点で、原先生は、もっと詳細にチェックしておられました。「熱」があるなら、どの場所で、その度合いはどの程度か、トロ火か、中火か、強火か？　冷やすなら、うちわであおぐ程度でいいのか、水をかけるくらいか、ドライアイスを使った方がいいのか？　などなど。繊細な治療スタンスでありました。

もともと生薬学を研究されていたので、「温める」でも「冷やす」でも、細かいグラデーションごとに使用する生薬をピックアップできたのです。要するにきめ細かい。そこがまた、もともと西洋医学をやっていた私にも、抵抗感なく入りやすい要因でした。

前にも東洋医学がオーダーメイドの、一人一人の体質に対応した医学だ、という話はしました。となると、やはり原先生のように、より患者さんごとに細かく対応でき、適切な薬を処方できる治療法がいい、と私は判断しました。

漢方薬の奥深さ、難しさは、たっぷり味わいましたね。

たとえば漢方薬の場合、成分は少ないほど効きは強いのです。のどに熱をもって痛い、冷やしたいとしたら桔梗と石膏の二種類の生薬だけでいい。ガーンと冷やせます。でも、冷やすのはガーンがいいか、ゆっくりがいいかも、人によってみんな違うのですね。その体質を見極めつつ、よりピッタリあった薬を見つけていくのが私たちの仕事なのです。

原先生のもとには約5年間通いました。久留米の聖マリア病院では西洋医学の医師として非常勤として勤務しつつ、原先生のもとでは東洋医学での診療を行ったのです。また、週1日は実家のクリニックにも勤務する、多忙な日々でした。

深部体温

職人さんの世界で、よく師匠が弟子に「オレの技を盗め」と言ったりしましたよね。手を取って教えたり、言葉で解説したりはしない。師匠の作業の様子を見たり考えたりしながら、自分なりに技術をつかんでいけ、と。

原先生のやり方は、まさにそれでした。

もう一切教えてはくれない。診療後、原先生の書いたカルテを見ながらほぼ独学で勉強していくしかなかったのです。検査データや、それにそった薬の処方をチェックして、どんな体質の、どんな症状の患者さんには、どの漢方薬が効果を生む可能性が高いかをまとめていきました。まさに「盗む」のです。

原先生の字はあまりに個性的で、とても読めない。最初のうちは秘書の方に読み方を教えてもらって、ようやく1~2年して「解読」できるようになりました。

東洋医学の学習には、近道はありませんでした。本を読みつつ、原先生のカルテと臨床での経験の積み上げと、一歩一歩進んでいくしかありません。

そもそも漢方の世界にはカチッとした正解がないのです。更年期障害の薬にしても、加味逍遥散を特に押す先生もいれば、抑肝散、きゅう帰調血飲をメインにする先生もいます。いろんな方がいろんなことを言っている。

カチッとしていて、ある程度まで正解が明確な西洋医学とはまるで違う。

私としても、漢方については、どの流派でいくか選ばなくてはいけないわけで、そうなると当然、原先生のお考えを基準にしていきます。ただ、先生のお考えをただなぞるのみにするだけではなく、私独自の治療法も編み出していかなくてはいけない、と思い続けました。

そこで、私が注目したのが「深部体温」でした。身体の芯の部分における温度、それが漢方でいう「熱」や「冷え」につながります。

深部体温が下がり過ぎると行動や思考に活気がなくなり、うつ的な訴えが出やすくなります。上がり過ぎると赤ら顔になり、熱がこもって血流のバランスも悪くなり、ほてり、のぼせ、イライラ、不眠が出やすくなります。

とりあえず人の身体の深部体温は個人差はあるものの36度5分前後にセットアップで

きれば、不調の多くは解決できるのです。

温める漢方薬、冷やす漢方薬をうまく組み合わせて、オーダーメイドの治療をする。その「按配」がつかめてくるようになって、患者さんの症状改善率はだいぶアップしました。西洋薬と同じに、病名に対して、機械的に「この薬」と処方していた頃に比べて治療効果は上がりました。

違う物差し

東洋医学を始めたからといって、私は西洋医学をやめたわけではありません。どちらにもいいところはあるし、うまく融合させればいいのです。

それぞれ違う物差しがあるので、ときどき持ち替えながら診療すればいい。

甲状腺機能が亢進したバセドー病の方なら、冬でも暑がるし、食べても代謝が激しすぎて、なかなか太りません。そうした場合、西洋の物差しでは、メルカゾールを使って甲状腺の働きを抑え、体の代謝を落とします。

車でいったら、熱くなったエンジンの回転を抑えるようなものです。

しかし漫然とメルカゾールを続けていると、今度は甲状腺の働きが低下し過ぎて代謝が落ち、体温が低下し過ぎて橋本病になってしまう。そこでチラーヂンを使って、甲状腺ホルモンを補い、代謝を高めて、体温を少しずつ上げる治療を行います。

漢方薬ですと、黄連解毒湯（おうれんげどくとう）のような代謝を下げる薬や、人参湯、真武湯のように代謝を上げて身体を温める薬をケースバイケースで使う。

そうすることで、深部体温が36度5分前後になるように調節していく。これで、症状は収まっていきます。

もっとも、１００％良くなることはあまりありません。正直、４人に１人くらいでしょうか。それでも、西洋医学だけだった時に比べて、改善率は飛躍的に高くなっています。

では、さらに治療効果を高めようとしたら、私は、食生活のひずみを正すことだと考えています。、

漢方薬の最大の役割は「腸を整える」

平成11年、私は原先生の病院を卒業させていただき、父親のクリニックを私が継ぐこ

とになったのです。11月1日付で私が院長になりました。

私のやり方は、とにかく患者さんの心身のバランスを取ることです。その症状のあらわれる原因が「熱」か「冷え」か、「乾いている」か「湿っている」か、交感神経と副交感神経がうまく釣り合っているか、もしも交感神経が緊張していたら、ガーッと一気に交感神経の緊張をゆるめるか、少しずつゆるめていくか。このひずみを治していけば、患者さんはよくなっていく確率が高い。

使っていく生薬のレベルも、本当に患者さん一人一人で違うので、それに合わせていかなくてはいけません。漢方薬も一種類でなく、いくつか合わせていくケースが多いですね。

野球でいうと先発投手がいて、中継ぎがいて、抑えもいる。それをうまく組み合わせる監督の役目をしているわけです。

漢方の勉強会に行っても、誰も教えてくれません。正解がないんですから。私自身がひとつひとつ臨床の経験を積んで、つかんでいかないといけない。

よし、この人はこれでいい、と固定させてもうまくいきません。同じ患者さんでも身体の調子は常に変動するし、加齢によって変わっていく部分もある。ある程度は柔軟に薬をチョイスしないといけないんです。

ちょうどクリニックを継いだ前後でしょうか、私は某大学の薬学部の先生から、こんな話をされました。

「漢方薬の最も大切な役割は、腸を整えることだ」

はじめはピンとこなかったのですが、話を聞いていくうちに、とてもよくわかってきたのです。

栄養素にはたんぱく質、炭水化物、脂質、食物繊維、ビタミン、ミネラル、ファイトケミカルの七大栄養素があります。基本的に、この七つがバランスよく揃っていないと、いろいろな疾病につながってしまう。腸でその栄養素を吸収する限りは、疾病につながるかどうかの入り口が腸なわけです。

腸管も、結局は、栄養素の吸収を行っている小腸が中心で、国でいえば首都です。まず口で咀嚼され、食道を通って胃でも消化酵素が出て、さらに胆のうや膵臓からの消化酵素の作甲を受け、腸に至る前でも消化酵素が出て、飲食物が細かく細かく刻まれたものが小腸に来て吸収され、肝臓に送られる。肝臓は栄養素が仕分けされて、梱包される倉庫です。

前にも書いた通り、入国管理のイミグレーションである小腸の粘膜に異常が起きると、必要な栄養素が入りにくくなり、いらないものまで入ってきてしまう。

先生によると、漢方薬は、こうした腸の異常が起きないようにスピーディーに腸を整える「コーチ役」だというのですね。

これ、考えれば考えるほど、納得できました。

「気」「血」「水」

漢方薬の効能は、大まかにいえば「気」「血」「水」の三つの調節になります。

「気」とは、自律神経のコントロールであって、たとえば漢方でいったら柴胡剤などが代表的なものです。高ぶった交感神経の緊張をどう鎮めるかが重要で、ヨガ、アロマ、太極拳なども、この「気」の調節に役立ちます。

「血」は、まさに血流です。血流を調節して、ドロドロ血液を滞りなく流れるようにする。西洋薬にもアスピリン、ＥＰＡ、ＤＨＡなどありますが、漢方でも当帰芍薬散や通導散、桂枝茯苓丸（けいしぶくりょうがん）などが良く使われます。

「水」は体内の水分の出入りです。水分過多による「むくみ」などを防ぐために、五苓散、猪苓湯、六君子湯などが漢方ではよく知られています。

しかし、ここにあげた漢方薬は、あくまでも使われる頻度が高いだけであって、どの漢方薬にも、この「気」「血」「水」のいずれかを調節する要素が含まれているのです。そして、この三要素が合わさって、深部体温と自律神経がコントロールされていきます。

また野球にたとえていくと、いわば選手は「食材」ないし、そこから出来上がった「栄養素」なのです。一方で薬は、彼らを正しく導いていくための「コーチ」です。

四番バッターがスランプに陥っているとしたら、西洋薬は、そのバッターのことしか見ないで、「グリップを変えてみたら」「バットを短く持ってみたら」などとアドバイスを送ります。

その点、漢方薬は、対戦する投手の様子や、極端に言えばスタンドにいる観衆の雰囲気まで頭に入れて、その上でアドバイスをします。だから、選手の調子がいい時は不要だし、必要以上に選手に干渉もしません。

では、いったいどこで一番アドバイスをするのかといえば、まさに腸の入り口なのです。

たとえば「便秘」で、悪玉菌やアンモニアが増加している腸は、内部に熱がこもり過ぎています。この熱を下げて、栄養素がスムーズに吸収されやすくしてあげるのが漢方薬の役割で、「さ、早く吸収されなさい」と背中を押してあげるわけです。

漢方薬はまず腸で働く。その上で全身に効能が伝わっていくのです。

「ご先祖様菌」を生き生きさせる

そろそろここで、また「ご先祖様菌」に登場してもらいます。

腸内細菌は、ほぼ善玉菌が2割、悪玉菌が1割、日和見菌が残りの7割くらいが理想的とされます。しかも日和見菌がどちらかといえば善玉菌の味方として働くようになると、さらにいいのです。

当然、「ご先祖様菌」にも、善玉、悪玉、日和見と揃っているのですが、そこの日和見菌が善玉菌のシンパになってくれると、なおさらいい。

改めていうなら、「ご先祖様菌」は、2歳くらいまでに腸で確立された菌で、腸内細菌全体の基礎です。もはや身体に定着して、出て行ったりしません。

選挙ですと、よく「基礎票」と「浮動票」っていいますね。ある候補が立候補して、いったい何票くらいとれるか票読みします。その際、昔からの支持者で必ず投票してくれる人たちの票が「基礎票」で、状況によって、あちこち別の候補にも投票する人たちの票が「浮動票」。

「ご先祖様菌」は、いわばガチガチの「基礎票」。会社でいえば生え抜き社員にあたる「ご先祖様菌」は、他の菌よりも身体に与える影響力は強いのです。出来れば、その「ご先祖様菌」の割合を増やして腸環境を安定させたい。

東洋医学においては、まず舌診、脈診、腹診などによって身体のどこにひずみがあるかを見つけます。

そのあとの問診で私が特に注目しているのが、何か足りない栄養素はあるか？　細かく消化された食材が腸で吸収されているかどうか、を確認することです。

うまくいっていない時、食材が分解された栄養素が腸から吸収されやすくするために漢方薬を使い、また、「ご先祖様菌」が生き生き出来る食材を選ぶのです。

たとえば生まれ育った地で作られたキャベツを千切りにして、酢をかけて食べるとか。地元の食材、特に水溶性の食物繊維食品に酢をかけると、「ご先祖様菌」がとても元気になるのがわかっています。短鎖脂肪酸が重要ともいわれています。

西洋薬と漢方薬の「副作用」

副作用という面からも、西洋薬と漢方薬の違いに触れておきましょう。

西洋薬は、身体のひずみに対して、ある特定の部位に特化して、シャープに機能を回復させます。ただ、身体に無理をさせるぶん、副作用がひどい場合も多い。

解熱鎮痛剤では、熱を下げて痛みを和らげる効果が主作用で、胃の粘膜を刺激して痛みを生むのは副作用と思われています。

でも、漢方の場合は、そういう捉え方はしません。風邪やインフルエンザの際に解熱剤として使うことの多い麻黄湯にしても、熱を下げるとともに、気管支を拡張して、血糖や血圧を上げ、動悸が激しくなったりもします。しかしそれらはすべて麻黄湯のもつ主作用であって、あまりプラスとマイナスに分類はしません。

虫でも、「益虫」「害虫」と分ける見方と、すべてをひっくるめて「虫」と捉える見方とありますが、それと同じですね。

西洋薬は、一つの薬がひとつの効能を持ち、一つの臓器がターゲットになります。ですから「一剤一臓器指向性」。

漢方薬は、「一剤多臓器指向性」で、腸を中心に体全体に影響を与える。どの臓器に効くのか簡単には割り切れません。同じ症状でも、医師によって、処方する薬のチョイスもぜんぜん変わってくる。

漢方が絶対に上、なんて私は思いませんよ。

医師それぞれのポリシーだし、患者さんは自分と波長が合う医師に診てもらえばいい。歌だってそうでしょう。演歌、クラシック、ポップス、ジャズ・・・いろいろあります。ポップス好きの人が無理に演歌を聴く必要はない。医師の方にしても、ニーズに合ったサービスをすればいい。

東洋医学や漢方薬が世の中に十分に理解されているとは、まだ言い切れません。私のクリニックでも、漢方だけでやろうとすると、患者さんの中には「漢方薬以外の治療でやってくれ」と断る方もいます。だから私としても、「うまくいかなければ、こういう方法もある」と情報だけは出して、「こうしなさい」とは言いません。患者さんが望むなら西洋医学的治療を中心にした方針で行きます。

あくまで引き出しの一つとして漢方があるのです。

漢方薬は粗末に扱われている

もっとも、やはり漢方医の皆さんの中には、漢方至上主義と言うか、やや頑なに「漢方でなくては」と考えておられる方もあるようです。

要は病気が治ればいいわけですし、患者さんのニーズにこたえるのが大前提ですから。

心筋梗塞や交通事故など、身体の構造的側面が障害されるようなトラブルには漢方は、はっきり言って弱い。過換気症候群のような、機能的側面に問題があり、そこが発症の一因である可能性があるケースでは漢方も使えますが、だいたいは西洋医学の治療が合っています。

生活習慣病のような、ジワジワと来る機能的な異常は、西洋医学では一面手の届かないものには、東洋医学でうまくいくケースも少なくない。

薬にしても、患者さんの状態をしっかり診ながら、減らしていけるものなら、少しずつ減らせばいい。日に3回を2回にし、1回にしていくとか。漢方でもステロイドでも、そこは同じです。

漢方市場は、まだ全医薬品のうちの約2％で、薬価も高いです。西洋薬ならジェネリックがありますが、漢方薬にはジェネリックはありませんし、しかも飲み忘れや廃棄率も高い。原料も自然のものを抽出して作っているために、自然界の天然資源も使えば使うほど減っていきます。エントロピーの法則の通りです。

どうも、世の中、漢方薬を粗末に扱っている気がしてならないんです。限られた天然の資源を大切にしたいものです。

患者さんも飲んで症状が変わらなければ、医師に話をしてほしい。効いているのかいないのか分からなければ、まず立ち止まって検証すべきなんです。効いてきたから、あるいは効いてないから、と飲まずに放置されるのは困る。

望まれる漢方薬の適正な普及

長く東洋医学について勉強してきた身としては、昨今の、漢方薬をめぐる状況は、ちょっと複雑な気持ちにさせられます。

まず漢方薬を処方する医師は増えている。西洋薬が効かないときに、では保険も使えるし、漢方でも試すか、というのはごく当たり前になっています。医師の9割近くは、一度は漢方薬を処方している時代になりました。

ですが、本当に東洋医学や漢方薬のことをわかっている人は、かえって減っています。東洋医学が西洋医学の物差しとは違う、との認識に乏しく、効けばもうけもの的な気持ちで、処方する医師が多いのではないか？

漢方の医療情報や啓蒙にも少々問題があります。東洋医学はこういうもので、西洋医学とはこう違う、と大事な啓蒙活動がなかなか普及しづらい現状があります。

やはりおかしいのです。風邪薬といえば葛根湯、と病名に合わせて機械的に処方するやり方は西洋医学の思考であって、東洋医学ではない。漢方薬は腸を中心として、体全体に機能するものであって、特定の病気だけに効くわけではありません。

まして、ドラッグストアで漢方薬を売るのは、大反対です。東洋医学の勉強をした人は非常に少ないですし、ますます機械的な処方になってしまうでしょうし。

漢方メーカーからしたら、仕方ない面はあります。機械的な処方をしてもらった方が効率的にたくさん薬を使用してもらえますから、儲かる。企業である限り、儲けは大事です。

ただ市場が広がっても、せっかくの漢方薬の特徴であるオーダーメイドの良さが色あせてしまいます。

私は、東洋医学をやりたい医師たちが、バイアスをかけず、非営利的な意識の下で、もっと集まって自主的に勉強会をすべきだと考えています。時間がかかっても、東洋医学に対する理解を深めていかなくてはいけないでしょう。

東洋医学が日本に根付くために

漢方の専門医の資格を得る道も、簡単ではありません。

まず内科などの専門医としてキャリアを積んで、その後、東洋医学の学会に入って一定年数、研修、学習します。その参加証明を受け取り、漢方薬を使った一定数の症例報告をショートペーパーとして提出して、ようやく受験資格がもらえる。試験は受ければ8～9割は合格するとしても、手間がかかります。

そして、なったからといって、さほどメリットがない。

かえって、うまく患者さんを治せないと、「漢方の専門医っていっても看板倒れ」とネガティブ・キャンペーンになりかねない。

治療法にしても、本命、対抗、大穴と3回漢方薬を変えて試して、効果が出なかったら、多くの患者さんは、もう来ません。

第一、医師の免許があれば、とりあえず漢方薬も処方できるわけで、専門領域の専門医の資格取得をしても、その維持、更新で手いっぱいであり、無理して漢方専門医の資格まで取る必要もないと考えておられる方が多いようです。

実は私は、この、漢方専門医の試験制度に合格した第1期生の一人で、制度自体、比較的新しいものなのです。しかし、今のシステムのままで、東洋医学が日本に根付くようになるかは、はなはだ疑問です。

まず、もっと多くの大学医学部が漢方を取り入れ、大学の教官の中にも漢方専門医を入れるべきです。それと、非営利的な環境を作り出す覚悟と勇気が必要と思います。講演会でも、メーカーの寄付によってなりたっているものが大半で、企業の営利目的に沿った内容にどうしてもなってしまいます。

マスコミに登場する漢方医も、だいたいはメーカー推薦であって、効率主義になってしまう側面が、今までは強かった印象を受けます。

東洋医学は奥が深いのです。漢方薬だけでなく、鍼灸もマッサージも操体法もある。特定の病気や、どこか特定の部位を治療するだけでなくて、体質そのものを変えて健康なバランスを保つ医学です。

治療のための引き出しは一つより二つあった方がいい。もっと真剣に東洋医学に取り組む医師が増えてほしいものですね。

第四章　私は、こうやって「食」をチェックし、漢方薬を使っている

「食」の大切さと漢方薬の効能について語ってきましたが、たとえ理論があっても、現実の臨床の場で役に立たなければ意味がありません。

そこでこの章では、私が実際に診察し、「食」と漢方によって症状を改善した患者の方々にご登場いただくことにしました。

20代女性・適応障害のAさん

Aさんは、もともと医療機関にお勤めでしたが、人とのコミニュケーションがうまくとれないことから退職を余儀なくされていました。「うつ」で心療内科にもかかっていて、それにプラスしての意味で漢方薬の治療を求めてきたのです。

診察して、すぐに「脾虚（ひきょ）」、つまり胃腸の働きが弱って、気力を出すパワーが足りなくなっている状態なのがわかりました。交感神経が緊張して、イライラ、不眠、ダルさが続きます。

本人曰く、悪夢もよくみるし、心療内科ではパニック障害と診察されたりもしたそうです。

さっそく処方したのは帰脾湯（きひとう）で、続いて小建中湯（しょうけんちゅうとう）、加味逍遥散を断続的に投与していきました。

しかし、なかなか経過がよくならない。そこでどういう食生活をしているのかをジックリとお聞きしたのです。すると朝は起きられないため、昼近くに起きだしてバナナとかパンを食べる。食べて2時間もすると体はけだるくなり、不安感にさいなまされる。夕方はもう起きているのもきつくなって、夕食はご飯にサラダに豆腐、ちょっと鶏肉を食べるくらい。

特に問題なのが昼食で、起きていきなり果物やパンだけ食べると血糖値は急激に上がって、またしばらくすると急激に下がるのですね。これがよくない。まず野菜を食べて、肉、魚を食べて、7割8割くらい食べた後にご飯やパンを食べる、そういうアドバイスをしてみたのです。

すると、食後のだるさがとれて、漢方薬の効き目も少しずつ良くなった。

2時間おきに目覚めていた睡眠でも熟睡できるようになって、朝の疲れも減っていきました。

医療機関の事務職を離職後に職場も工場の事務に転職したのですが、食生活の改善によって、問題なくつとまるようになりました。さらに、私は地産の発酵食品である「白菜、キャベツの糠漬け」を朝一回食べるように勧めました。

セロトニン、メラニンが増し、たんぱく質やビタミンBが増えて善玉菌も増える環境作りをしてくれる。「ご先祖様菌」も力づけてくれる食品です。

肉も、牛、豚、鶏を日替わりで交互に食べるよう、アドバイスしました。同じものを食べ続けていると、遅発性のアレルギー体質になる危険があるから。

はっきり効果が出るまで3カ月くらいかかったでしょうか。

漢方薬が効く患者さんは、「ご先祖様菌」の働きもいい。だから効かない人は、まず「ご先祖様菌」を増やして、漢方薬を使って、栄養素が腸から吸収されやすくするのを考えればいいのかもしれません。赤身の魚、青魚などとともに地産の発酵食品がいいですね。

80代女性・パーキンソン病と重度の心臓弁膜症のBさん

Bさんはパーキンソン病に重度の心臓弁膜症、右の股関節症、歩行障害もあって、余命いくばくもない、といわれていました。

心臓弁膜症に対して、弁置換手術として血管内手術もしたものの、手術のあとはほぼ寝たり起きたりで、日常生活を送るのも厳しい状態でした。それでも食事はどうにかできて、朝はクッキーとみかん、昼はパンとうどん、夜は果物に肉か魚は食べられた。

リハビリには週3回通っていましたが、股関節に強い痛みもあって、通うのも難しくなりつつありました。そこで痛みを抑えるために、十味剉散（じゅみざさん）を投与したのです。すると痛みはやや治まったものの、不眠、イライラ、食欲の低下で「うつ」状態に陥ってしまいました。

血糖の乱高下が激しく、明らかに「ご先祖様菌」も減少している様子でした。

そこで、食べる順番を、まず野菜、続いて肉魚、最後にご飯に変えてもらいました。

パン食は減らして週2回に、果物はリハビリに通う日の昼食の食後のみ。それに、みそ汁は豆腐と地産のシイタケ、地産のキューリとナスの漬け物も食べるように勧めました。

一週間目くらいからでしょうか。漢方の効き目が少しずつでて、夜中に股関節痛に対する鎮痛剤の座薬を使わなくても、よく眠れるようになっていきました。

4カ月くらいたったころには表情も柔らかくなって、リハビリにも苦しまずに通えるようになっていました。39キロだった体重が1年で44キロになっていたのですから、驚きました。

パーキンソンの進行も止まって、自分で手押し車で動けるまでに回復をしたのです。腸内環境が整って、同時に漢方薬の効能も出て来たようです。

彼女の回復ぶりを見て、漢方薬と「食」とは、人を元気にしてくれる両輪だと再確認しました。

6歳の男の子・鼻づまり、鼻アレルギーのCくん

くしゃみ、鼻水、鼻づまりで苦しむ鼻アレルギーのCくんは、小児科、耳鼻科でも一進一退でした。それでウチのクリニックにやってきたのです。

食生活を聞いてみたら、スナック菓子が中心で、偏食もひどかったです。甘いもの、果物が好きで、寝汗をよくかいて、夢もよく見るとか。

漢方的にいうと、消化器の働きが落ちて、顔がほてり、足が冷える。「脾虚」「気逆」といわれる症状です。皮膚の色やてのひらが黄色っぽいですが、黄疸ではない、胃腸が弱った時の所見でした。

胃腸の粘膜がむくんで、鼻の粘膜もむくむ印象。イビキをよくかくとか。まずは、体力が衰え、寝汗をよくかく人に効果的な「桂枝加黄耆湯（けいしかおうぎとう）」を処方してみました。

すると2週間くらいで寝汗がひいて、鼻づまりが少しだけよくなっていきました。続いては、食生活の改善です。空腹に甘いものを食べない、食事をしたら、血糖の上昇を防ぐために、早めに体を動かす。それで野菜、魚と肉、炭水化物の順番は守る。

これを1カ月続けてもらうと、鼻の症状はほとんど取れたのですが、油断して甘いものを食べるとまた鼻アレルギーが出てしまう。

甘いものをストップしてもらった上で改めて「桂枝加黄耆湯」を投与したら、症状はおさまりました。

寝汗と鼻アレルギーが並行して出ていたのも、出なくなりましたね。

あと、スポーツドリンクをガブガブ飲んでいたのをやめてもらったのもよかったと思います。まるで砂糖水を飲んでいるようなもので、あれを空腹時に飲むと糖質が多くて、血糖がグングンあがってしまうんです。

20代の女性・月経前症候群のDさん

月経前になると、頭痛、イライラ、吐き気がして、ひどい月経痛もあったDさん。月経中には体が異常にだるくなって、むくみも出て来ていました。それで、既に他の医療機関でホルモン療法も受けていたそうです。

そこで、まず診療して見ると、消化器の働きが低下した「脾虚」とともに、交感神経の過緊張を示す「肝気うっ結」の所見がみられたのです。むくみは「水毒」の状態もあって、身体にたまった余分な水分をスムーズに排出できない状態。

聞けば、食生活は、朝はパンとコーヒーとバナナ、昼間は近くの食堂で食べ、夜は不規則。

昼から夜にかけては、小腹がすくと何か食べる、いわゆる間食がとても多かったそうでした。

そこでまず加味逍遥散と五苓散を処方してみたら、2カ月ほどで症状の半分くらいは改善されていきました。

その上で、今度は食生活です。間食を一切やめてもらう、そこから始まりました。その上で、朝は、出来たら地産の味噌を使ったみそ汁をしっかり飲む、野菜・肉魚のあとに炭水化物、という順番をしっかり守る、果物は食事の最後にして、食べて少し間を置いたら、身体を軽く動かす。それらを実行してもらううちに、次第に漢方薬の効きもよくなって、また2カ月くらいのうちにほぼ症状がなくなりました。

私が考えるに、Dさんに対しても、まずいきなり食生活のアドバイスから入っても、彼女は「そんなことくらいで治る筈がない」と馬耳東風だったでしょう。あらかじめ漢方薬によってそれなりの結果が出た後だったからこそ、聞く耳を持ってもらえたんでしょう。

つまりここにも「食＋漢方薬」の効能があるのです。

30代女性・過敏性腸症候群のEさん

Eさんは、ずっと過敏性腸症候群に悩まされてきました。食事をすると、すぐにトイレに行きたくなる症状で、三食、済ませたごとに必ずトイレに行かなくてはならないのです。それもほぼ下痢気味が続きます。

しかも凄い冷え性で月経痛もありました。顔はほてっているのに、足は冷える。お腹をはじめ、全身は冷たい。

睡眠はそこそことれていたものの、イライラしやすく、食事について言えば、三食は時間もバラバラ、仕事が忙しく、特に昼間は慌ててかきこんで済ませる感じでした。

顔がほてって、足が冷えるのは、漢方の世界でいう「気逆」です。消化器機能低下を反映する「脾虚」の症状もありました。お腹が冷える「裏寒」もあてはまります。

そこで、処方したのは、胃腸の弱いのをカバーし、お腹をあたためる桂枝人参湯を常用量の3分の2の量、血行を良くする少量の四物湯。

以前より飲んでいた下痢対策の啓脾湯の屯服と合わせて2カ月続けてもらううちに、

便もだいぶ固くなり、冷えもある程度までは取れてきました。

そこから先はまた食生活です。野菜、肉魚、炭水化物の順番とともに、毎日朝晩、シイタケとタマネギのみそ汁を飲んでもらうようにしました。実はタマネギは、私のいる佐賀の名産品でもあり、そういう地産の農作物をたっぷりとってもらうと、「ご先祖様菌」も活発になり、腸内環境も整えられるのです。

毎日ビールを飲む習慣は、しばらくはやめてもらいました。ビールはお腹を冷やしますし、血糖値を上げます。日本酒も血糖値は上げるけれど、ウイスキー、焼酎はさほど上げない。

血糖の乱高下は腸内細菌を荒らすもとですので、相変わらず桂枝人参湯と四物湯は処方しながら、食べ物を変えて、便通は一日ほぼ一回。過敏性腸症候群の症状はほぼなくなりました。

80代女性・体の冷え・偏頭痛のFさん

冷え症で、偏頭痛がよく起きるというFさん。西洋薬でもうまく行かず、私は「当帰四逆加呉茱萸生姜湯（とうきしぎゃくかごしゅゆしょうきょうとう）」という漢方薬を処方してみたのですが、これもなかなかうまく効きません。

そこであえて体を温め、胃腸の動きを活発にする「呉茱萸湯（ごしゅゆとう）」に変えてみて、様子を見ました。この薬はお湯にといてもらって飲むと、とても苦い味がするのに、本人は「あまり苦くはない」と言うのです。やや味覚異常になってるのかな、と思いつつ、続けてもらいました。

聞くと、頭痛が出た時のために、定期的に鎮痛剤を飲み続け、キューリも好きでよく食べるとか。実はキューリは体を冷やす食材で、鎮痛剤も解熱効果もあり、やはり体を冷やす。そこでキューリと鎮痛剤は抑えめにして、体を温める肉魚の動物性たんぱく質と、体を温め、胃腸を整えてくれるショーガを毎日食べるようにアドバイスしました。

それで1カ月ほど様子を見ていくと、ほとんど鎮痛剤が必要ないくらいに症状はよくなっていきました。

「呉茱萸湯」も一日3回から2回に減らして、また1カ月。Fさんが「あの薬、苦いですね」と言い始め、味覚異常がよくなったのを機に、漢方薬もやめて食事だけのアドバイスに切り替えました。

ただ、今でも冷やす食材を食べると偏頭痛が来るので、温まる食材を摂ってもらってコントロールしています。地産のキャベツの漬物、地産の干しシイタケなどは「ご先祖様菌」も喜ぶし、ビタミンDが含まれていて免疫力もアップするので、積極的に食べてもらうようにしています。

30代男性・アレルギー性鼻炎のGさん

ずっと鼻炎に悩まされていたGさんは、耳鼻科のクリニックにいってもなかなか症状はよくなりませんでした。

それで東洋医学の治療を求められたのですが、「脾虚」と、血のめぐりが悪い状態である「瘀血（おけつ）」、それにうまく余分な水分が外に出て行かない「水毒」の症状がありました。

食生活について聞くと、夕食を遅い時間に食べて、しかも炭水化物の量がとても多い。さらに時間も不規則な上、早食いの傾向もある。そこで、まずアドバイスとして、朝昼はやや多めでも、夕食で炭水化物は少なめにして欲しいこと、食べる順番も野菜、肉魚、炭水化物の順にしてほしいこと、夜、遅い時間には食べないこと、出来るだけ時間をかけてゆっくり食べること、など伝えました。

その上で、「荊芥連翹湯（けいがいれんぎょうとう）」と抗アレルギー剤を併用して処方したのです。

2週間くらいたって、鼻のつまりが3割くらいはとれたが、まだ治り切れないと聞かされました。また、食事は気を付けているが、食べると吐き気がすると言われ、胃腸の働きがよくなって、水をうまく抜いてくれる「二陳湯」も加えてみました。

3週間くらいで、完全とはいえないまでも、8割がたは症状がおさまってきたようでした。

70代女性・扁平苔癬（へんぺいたいせん）のHさん

扁平苔癬という病気があります。皮膚や口腔粘膜などに炎症が出て、Hさんはそれで悩まされていました。

ベロや口の中がとにかく痛い。違和感がある。歯科で扁平苔癬、口腔内カンジタ症との診断です。カビの治療薬である塗り薬をもらい、つけてはいたようです。しかし、改善しない。そこで私のクリニックにやってきました。ストレスによる「肝気鬱結（かんきうっけつ）」の症状がみられ、しかも扁桃腺がはれていて赤い。

そこでまずは「桔梗湯」を処方し、1日3回、飲んでもらうことにしたのです。

1週間たって、また来てもらいましたが、症状はほとんど変わりなし。食べる順番を「脾虚」「瘀血（おけつ）」、野菜、肉魚、ご飯にしてもらい、デンプンが少なく、血糖を調整してくれるキクイモを食べるようアドバイスしました。

その上で、総合病院の歯科口腔外科に紹介状を書きました。なんでも自分の力で治そう、とムキになるより、よりよい選択肢があるかどうかは、専門の先生に委ねたほうがいいと思っているからです。

4週間くらいして、総合病院の先生のほうから、「扁平苔癬の形が変わって、色が薄くなっている」とお知らせがあり、約3カ月くらいで「だいぶよくなっている」とのことでした。

血糖の安定が症状改善につながったのか、「桔梗湯」が口腔内や腸管内の細菌叢のバランスを整えてくれたからかもしれません。ただ、最後までは診ていないので、はっきりとはわかりません。

80代女性・脳梗塞の後遺症で胃ろうを勧められていたIさん

すでにIさんは脳梗塞の後遺症もあって、身体の自由はきかずに、意思疎通も難しい状態になっていました。老人保健施設に入所しておられ、物を食べても誤嚥を起こしやすいため、主治医には「胃ろうをつくったほうがいいんじゃないか」とも言われていたのです。

そこで、できれば胃ろうは避けたいと思っていた家族が、私のところに相談にやってきたわけです。

さっそくIさんを診察してみると、明らかに「脾虚」がありました。胃腸の機能も低下して低栄養で、皮膚が全身乾燥して、舌も赤っぽかった。皮膚の表面がはげ落ちていて、たんぱく質、鉄分、亜鉛、ビタミンB群が特に少ない様子でした。胃ろうを医師が勧めるのもやむを得ないところでしょう。

とりあえずは、物を食べられ、睡眠もよく取れるようにと「帰脾湯」を、神経の昂ぶりを抑えるために「抑肝散」を処方してみました。

しかし、表情はよくなってきたものの、皮膚はボロボロのままで食事もなかなかうまくできません。そこで、トロ味のあるプリン、ゼリーなど、動物性たんぱく質、脂質が含まれているものを食べてもらい、漢方薬を継続していくうちに、飲み込みがスムーズにできるようになり、肌の調子も少しずつよくなっていきました。

実は症状が改善した原因は、治療面だけではなかったのですね。もともといた施設では、どうやら職員に暴力を受けていたらしい。それで施設をかえてみたら、表情も劇的に明るくなったのです。

私が診察をして2ヵ月くらいで、だいぶ全体的によくなりました。私としては、身体に潤いを与える「清暑益気湯」（せいしょえっきとう）をさらに少量加えていくうちに、誤嚥も起こさなくなり、問いかけにも反応できるようになっていきました。もはや胃ろうの必要もなくなったのですね。

外泊も可能になり、週2回は自宅に帰れるようになりました。

家ではなるべく青魚、もも肉、ヒレ肉などを食べやすい小さいブロックにして与えてください、と家族の方にはアドバイスしました。栄養もつくし、便通もよくなるのです。それからもちろん、「ご先祖様菌」のために、地産の野菜の漬物は食べるようにしてほしい、と。

4カ月後、皮膚の乾燥もとれて、活力が出てきましたね。

50代女性・持続性のガンコな咳に悩まされていたJさん

Jさんはずっと持続性のガンコな咳に悩まされた上、高血圧、高脂血症の傾向がありました。それでかかりつけの病院からは高血圧と高脂血症の薬を出してもらい、咳止めの薬や抗アレルギー剤も処方してもらっていました。でも症状の改善は得られておりませんでした。

診察すると、胃腸が弱っていて、「気うつ」、「気逆」、「水毒」、「瘀血」、「脾虚」、それに身体の奥が冷える「裏寒」の症状がみられました。

漢方薬は、「気うつ」、「脾虚」に良い「香蘇散」と「裏寒」、「水毒」、「脾虚」、「気逆」に良い「小青竜湯（しょうせいりゅうとう）」を、少なめに処方しました。

と同時に、甘いものが大好きでビールや日本酒もよく飲むとのことだったので、甘いものをやめてチーズやアーモンドにして、アルコールはウィスキーや焼酎にした方がいい、とも話しました。

結局、Jさんの場合は、身体の中に冷えた水がたまって、それが原因で咳が出るんですね。だからお腹を温め、余分な水を外に出してあげなくてはいけない。あとで「小青竜湯」を中止して「苓甘姜味辛夏仁湯」（りょうかんきょうみしんげにんとう）という、お腹を温める漢方薬に変更して、様子をみると、どんどん症状はとれて、オシッコの出もよくなっていきました。

ただ、油断してまたビールや日本酒を飲んだりすると、すぐに咳が出る。日常生活に気を付けなくてはいけない患者さんでした。

80代女性・2型糖尿病のKさん

ヘモグロビンＡ１Ｃの値は、Ｋさんは７・５くらいでした。

それで２型糖尿病と診断され、白内障と高血圧を合併しておられました。

「食事療法」については、野菜、肉魚、炭水化物を食べ、食後に適度に体を動かす、というやり方をまずはアドバイスしました。合わせて通常の経口糖尿予防薬も併用して様子を見ると7・0くらいまでは低下して来てもそれ以下になかなかいかない。しばらくは横ばいでした。

体質的に「瘀血」と「腎虚」と「冷え」もあったので、「瘀血」対策として「桂枝茯苓丸」(けいしぶくりょうがん)、腎虚と冷え用に「八味地黄丸」(はちみじおうがん)を投与して見ることにしました。

それで4か月後にへモグロビンA1Cが6・6までさがり、1年後には5・9になりました。

もともとあった腰痛もかなり改善して、現在は経口治療薬は止めて、食事療法と漢方薬のみにしています。

「冷え」がとれると、食べた後のダルさも減ってきて、食後に体を動かすのが日課になった、とも。

とはいえ、糖尿病のような生活習慣病は、短期間で劇的に改善する、というのはなかなか難しいです。

20代女性・不正性器出血のLさん

本来出血すべきではない時期に起きる性器出血を不正性器出血といいますが、Lさんの場合は、過度なダイエットが原因での生理不順が始まり、次第に症状がひどくなっていきました。

幸い子宮がんではなかったのですが、卵巣の働きが鈍くなってもいたのです。

そこで私はホルモン剤の治療と漢方薬治療とどちらを選ぶか聞いてみると、ご本人が漢方による治療を希望されたのでした。冷えの強い「水毒」、「血虚」、「瘀血」、「脾虚」のある状態でした。

とにかく原因がダイエットなのははっきりしていたので、まずそれをやめるように指導しました。何より冷えが強いところから、「当帰芍薬散」を処方しました。それに食事指導としては、野菜、肉魚、炭水化物の順番で食べるのと、ショウガを食べて体を温めるようにもアドバイスしました。甘いものは控えるよう指導しました。

さらに軽度の貧血があり、鉄剤の処方だけでなく、赤身の肉やＤＨＡ、ＥＰＡが豊富な青魚を食べるように、とも言いました。

ですが、1カ月たっても、出血は止まらず。胃腸が弱いために、出血を止める力も弱くなっていたのですね。それにたんぱく質や鉄分が減って、安眠ホルモンであるメラトニンがうまく作れず、睡眠障害も起こしていました。

そこで「当帰芍薬散」にプラスして、胃腸の働きを整えて不眠にもいい「帰脾湯」も処方してみたのです。

2カ月して、ようやく生理がキチンと来るようになりました。基礎体温も二相性になり、胃腸の働きも回復していきました。だいたい生理不順の多くは、胃腸が弱って、アミノ酸や鉄分などの消化、吸収が十分行われなくなって起きるのです。

ダイエットで4キロ減った体重は、2キロ増えてしまいましたが、健康にはかえられません。ことにダイエットによる栄養不足は、「ご先祖様菌」をはじめとした腸内細菌を弱らせてしまうのです。

40代男性・慢性蕁麻疹のMさん

Mさんは慢性蕁麻疹とともに、頭部や顔面にフケ様の付着物を伴う脂漏性湿疹にも悩まされていました。

皮膚科でステロイド剤や抗アレルギー剤も処方されて、長年、通い続けていましたが、一進一退。何とか体質改善をしたい、と私のクリニックにやってきたのです。

さっそく診察してみると、舌が赤くて体内に熱がこもっている所見でした。本人にも聞いてみたら、暑がりで、風呂でも湯船には入らず、シャワーしか浴びないとか。しかも蕁麻疹が出るのが風呂上がりで、食事のあとも出ると言います。シャワー、食事、布団の中と、身体が温まると蕁麻疹が出るわけです。つまり身体に熱がこもっている状態。体型もガッチリ型で、いかにも熱そう。便も2日に一回で、固い。臭い。

これは漢方的には「裏熱」といいます。とにかくまず熱を抜かなくてはいけない。それには、腸内環境を整え、「ご先祖様菌」をはじめとした腸内細菌を元気にするために、まずは便通を良くしなくてはいけません。

酸化マグネシウムによって便を出しやすくするのとともに、下剤の役割と、体内の毒を解毒する作用を持つ「茵蔯蒿湯」（いんちんこうとう）を使ってみました。

1週間で、便がスーッと出て、蕁麻疹はほぼ出なくなりました。ただし、脂漏性湿疹はまだ残りました。

これこそ、根本的な体質改善に取り組まなくてはいけません。ことに毒素を体内に吸収せず、体外に排泄するためには腸の粘膜を強化する必要があります。「茵蔯蒿湯」だけでなくビオフェルミンや酸化マグネシウムなど、西洋医学の薬も、積極的に投与していきました。

「食」も変えていかなくてはいけません。日本酒好きだったMさんですが、もともと熱がこもっているのに、血糖の乱高下を起こしやすい日本酒の飲み過ぎに注意を促しました。それに「ご先祖様菌」のためにも、地産の植物性の発酵食品がいいから、とキューリとナスの漬物を推奨したのです。

ある程度、効果が出たあとは、「茵蔯蒿湯」の服用も一日3回から2回に減らし、様子を見て行くうちに、4カ月くらいで、ほぼ症状は治りました。

80代女性・喘息性気管支炎で悩むNさん

Nさんは、咳が止まりにくいだけでなく、身体がだるく、手足が冷える、食後はやたらと眠くなって、寝ると寝汗をよくかく、などの症状がありました。

また高血圧、高脂血症については他の病院で治療を受けている最中でした。喘息性気管支炎についてもまた、ステロイドの吸入剤、咳止めの薬は処方されていました。

実際に診察してみると副腎の働きは相当落ちていて、「血虚」「瘀血」「脾虚」「気逆」「裏寒」などがあり、冷えもあるし、胃腸も弱っている。交感神経の高ぶりのために、イライラして不眠と、いわば体全体のバランスが壊れかけた状態だったのですね。

だから食欲もない。ずっと行っていたゲートボールもいかず、ほぼ家から出ないで日々を過ごしていたようでした。

とにかく、全部をカバーして体を温めるとなったら、まずは「人参養栄湯」を処方して1カ月ほど様子を見たのです。すると、うまく薬があったのか、だんだんに食欲が出てきて、ゲートボールにも行けるようになりました。

と同時に「食」のほうでいうと、Nさんはお饅頭を食べるのが大好きでしたが、そうした甘いものがだるさと寝汗の原因になりうるから、やめることも考えましたが、せっかくご本人が楽しみにしているものを完全に「ダメ」といったらお気の毒です。そこで、ゲートボールに行けるようになったら、ゲートボールに行く前なら食べてもいいですよ、と提案したのです。甘い食べ物の危険なところは、急激に血糖をあげる点です。でも運動すれば下がりやすくなるので、食べてもさほど問題ない。

今では、おそらくNさんもお饅頭を食べてから、ゲートボールに行っているでしょう。

さあ、これらの症例を読まれて、皆さん、どうお感じになられましたでしょうか？

一応、あくまで申し上げておきますが、ここにあげたようにうまく改善したのは、全体の2～3割で、なかなかうまく結果が出なかったケースのほうが多いのです。人間は一人一人体質が違う。ですから、同じような症状でも、どの漢方薬が効くかは、人によってまちまちなのです。

もとより私は神様ではないので百発百中とはいきません。なかなか体質に合う薬を選択できず、試行錯誤を繰り返すケースはたくさんあります。ですが、うまく行くときも確実にある。

ここに登場した患者さんについていえば、もしこのまま手をこまねいていたら、症状は現状維持か、悪化していく方々ばかりでした。「食」に留意し「漢方薬」を使い、「ご先祖様菌」を大切にすることで、通常の西洋医学だけの治療では充分な効果が得られにくい患者さんの多くが、現実に救われているのです。

最終章　対談　清水正彦・田中保郎

確か、2004年くらいだったと思います。私は、福岡の朝日ビルで行われた福岡医師漢方研究会の講演を聴きに行き、強いショックを受けました。

講師は長崎県諫早の医師・田中保郎先生。

それまで聴いたどの先生とも、まったく違っていたのです。

当時、私は、女性の頭痛なら加味逍遥散、といった、漢方薬を病名に合わせて処方する、いわゆる西洋式の「病名漢方」のワクからなかなか抜け出られませんでした。漢方薬は目に見える症状ではなく、症状が生まれる体質そのものを治すもの、とは理屈ではわかっていたのです。しかし、どうしても「病名医療」を断ち切るまでの決断はできなかった。

私から見ると、田中先生は、いとも軽々と断ち切っていました。

先生は「東洋医学考根論」を打ち出し、人間の体の根っこは腸だ、と断言されました。だから腹診によってお腹を診れば、患者さんの心身の状態がわかるし、突き詰めていえば、漢方薬の利用は腸を整えるのが最大の目的だ、と。

私にとって、思いもよらないところからの漢方薬へのアプローチでした。ですが、改

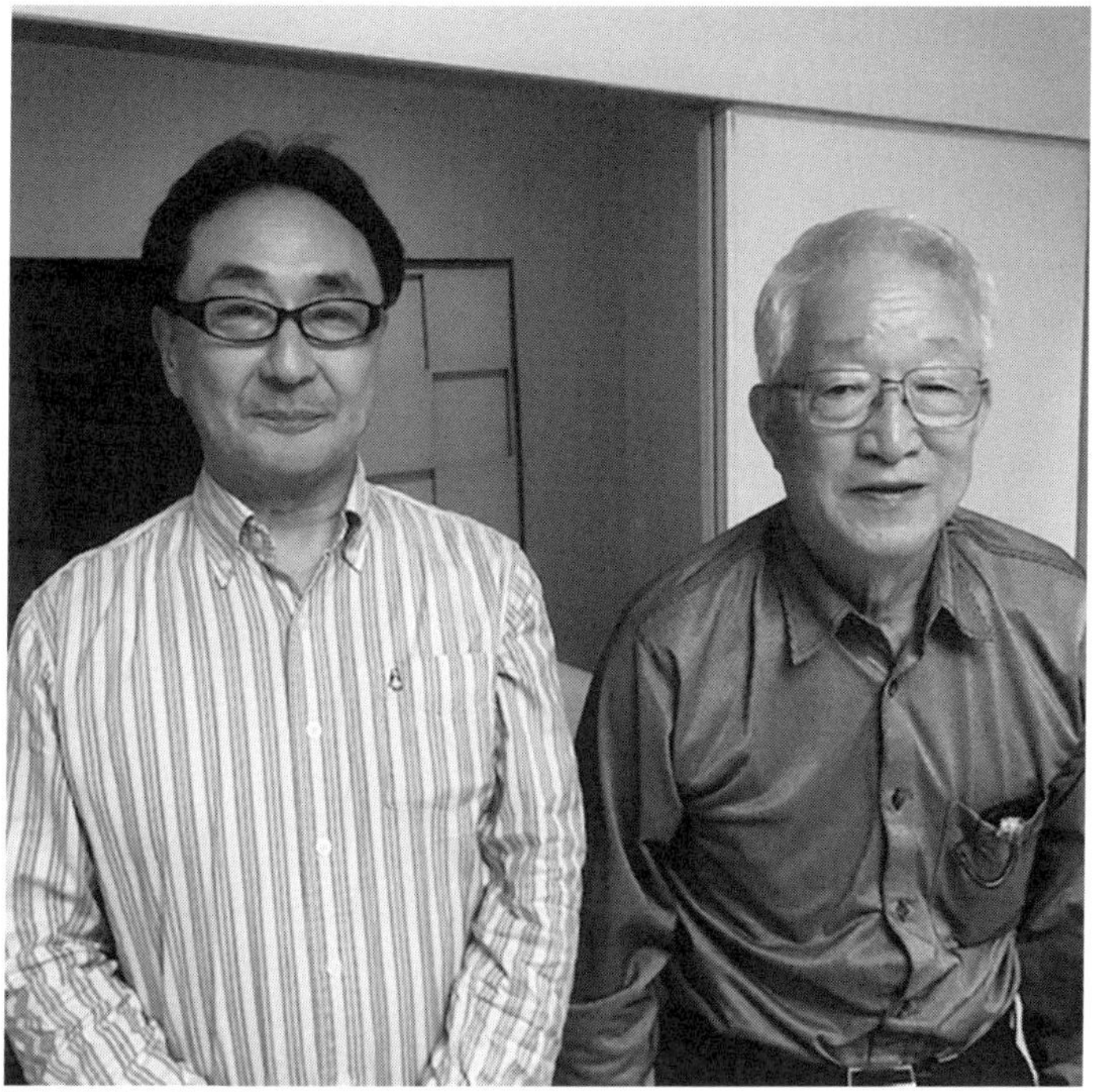

清水正彦と田中保郎。

めて考えてみたら、臨床で感じたこととても良く合致するのです。

私の専門は婦人科なので、まず患者さんの基礎体温を測ります。それが低いと不妊症になったり更年期障害を起こしやすくなる。お腹も「冷えて」います。

その際、お腹を温める漢方薬を処方すると、基礎体温も高まり、温かさは全身に伝わって頭痛や不眠症のような症状までよくなる。

お腹の「冷え」がどれほど心身に悪影響を及ぼすかを再確認したのです。もちろん熱すぎてもいけない。そして腸の温度調節には、漢方薬と食材なのです。

それから、私は田中先生が長崎で開いた漢方の勉強会にも顔を出すようになりました、漢方に興味を持つ医師や歯科医師、薬剤師を集めた勉強会に田中先生に来ていただき、「考根論」について語っていただいたりするようになりました。

いわば、原敬二郎先生が、私に漢方の何たるかを教えていただいた「第一の恩師」なら、田中先生は、それをさらに深めていただいた「第二の恩師」ともいうべきでしょうか。

今回は、その田中先生に、わざわざ地元・長崎県諫早から武雄まで来ていただき、東洋医学や漢方薬の現状と、これから進むべき道などを語り合うことにしました。

「腸は伝導の管」と語った原敬二郎先生

清水　遠いところを、わざわざおいでいただいて、すいません。

田中　諫早から特急に乗れば、そんなに時間はかからん。それよりきょうは、ぜひ清水先生に言っておきたい。

清水　はあ、田中先生にそう言われますと、緊張します。

田中　清水先生は、漢方の大家である原敬二郎先生の弟子やろ。ぜひその志を受け継いで日本の東洋医学を発展させてほしい。今回の本でも、どう発展させようとしているかは、ぜひ書いて欲しい。

清水　はい。努力します。

田中　原先生では、忘れられない一言があるけん。先生は、「腸は伝導の管」とおっしゃった。腸が身体全体をコントロールする中心になっておって、腸を整えることがどれだけ大事か、いうのをあらわしていた。そのころ、すでに「腸は身体の根っこ」と思っていたオイにとって、とても心強い言葉やった。原先生のような東洋医学の中心人物がおっしゃったのが嬉しかった。

清水　本当に原先生は、僕らには何も教えてくれませんでした。とにかく自分の診察を後ろから見て、取り入れるべきものを取り入れろ、という姿勢でした。でも、先生のカルテを見させていただいて、どのように漢方薬を処方しているのかを勉強して、僕は、先生が患者一人一人に対して真摯に向き合っておられるのを感じましたね。

田中　漢方使ういうても、普通の医者は、風邪なら葛根湯、婦人科なら当帰芍薬散みたいな西洋医学的な使い方を安易にしよる。それのほうが楽やけん。しかし、原先生がそうはせんかったのは、想像できる。

清水　ええ、どの患者さんに対しても、その方だけの組み合わせで処方しておられました。

田中　どうなん？　原先生の弟子で漢方や東洋医学にずっと取り組んでいる人は多い？

清水　それはたくさんいます。東洋医学一本というのではなく、西洋医学を主軸にしながらも、融合させているケースが多いですが。

田中　そのあたり、オイは、ちょっと疑問やけん。確かに漢方メーカーの意をくみながら漢方薬使ってる人はおろう。けど、原先生の遺志を継いで、東洋医学をより普及させ、西洋医学式でない漢方薬の正しい使い方を広めていこうとしてる人は、あまりおらんと思う。

清水　そのあたりは捉え方の違いもありまして、みんな、それなりに東洋医学のために貢献したい気持ちを持っているとは思いますよ。

田中　すまん、オイば別に清水先生を攻撃するつもりはなか。というより、清水先生が、漢方に情熱的に取り組んでいるのは、知っとるし、認めとる。同じ考えばもった医師が少なすぎるのが残念なだけたい。特に「腸は伝導の管」とおっしゃった原先生の弟子の中で、腸の大切さに言及する人がほぼいないのが寂しい。

清水　腸の大切さに対する認識は、田中先生のお力もあって、近年、急速に高まっているとは思います。東洋医学を学んだ者なら、なおさらです。

田中　そうかな。どうも、まだそうは思えんが。

見えて来た西洋医学の限界

清水　僕個人は、田中先生の「考根論」を知って、初めて腸の重要性に気付いたところはあります。特に腸内細菌の重要性については、「考根論」に出会わせていただく前までは、あまり意識することはありませんでした。ですから、もっと僕らも協力して、田中先生のお考えを世に広めれば、賛同者はたくさん出てくるでしょう。

田中　出てきてほしい。このままでは、西洋医学で治らない病気ば、アレルギーにしろ、生活習慣病にしろ、みんな「難病」で片づけられてしまう。

清水　確かに問題は多いですね。花粉症でも、症状に応じて抗生物質や抗アレルギー剤などをバンバン投与する医師はまだたくさんおられるようです。腸に対する配慮がない。それでウチにその患者さんがおみえになったら、腸内細菌をやられているケースが多いです。

田中　漢方を使うしかない。

清水　そうなんです。漢方を使って、ゆっくり腸内細菌を回復させて、改善させる。ただ、漢方薬でも注意深くやらないといけませんね。たとえば人参養栄湯を使ってじわじわと体内を温めるとしても、効果が出たら段階的に減らしていかないと、薬の効果が出過ぎて、逆にトラブルを起こしやすくなったりする。

田中　程度問題よ。西洋医学的に薬を処方すると、元大関の小錦と小学生に同じ量の薬ば与えたりしかねん。

清水　でも、この病名にはこの薬、と図式的に処方している限り、そんなナンセンスな治療もなかなかなくなりませんよね。

田中　なくならん。「病名漢方」をはじめたら、もう次の手はなか。この病気にはこれ、あの病気にはあれ、と次々に薬を増やして、患者を薬漬けにするだけたい。

「ご先祖様菌」を発想したキッカケとは？

清水　僕は、田中先生から『奇跡のリンゴ』の話をうかがって、薬漬けの弊害をつくづく感じるようになったんです。それから、その土地の土壌がもっている特徴をいかさなければいけないのを。

田中　ああ、農薬をたっぷり使ってリンゴ栽培をしていたまわりの農家に比べて、まったく農薬を使わず自然栽培をしていた木村さんのリンゴ畑が、最初は失敗のくりかえしやったのが、とうとう腐らんリンゴができた、いう話やった。

清水　ええ、実は、あの話をキッカケに、「ご先祖様菌」という言葉が浮かんだんです。その土壌に合った、昔からそこで生きている細菌がリンゴの木を守ってくれたからこそ、素晴らしいリンゴができたんだ、と。

田中　わかる。たとえ丹波篠山の栗の木を土ごともってきても、佐賀や長崎では、いい栗は出来ん。同じ菌が根付かん。

清水　人間でも同じです。僕も、佐賀にいて、地元のものを食べていれば元気なのに、東京に行くとどうも調子が悪くなる。佐賀に戻ると、また元気になる。体の中に根付いている「ご先祖様菌」が生き生きと活動しているのかもしれません。

田中　腸内細菌の構成自体が、その人間のルーツと密接につながってるけん。

清水　先生がよくおっしゃってた、パプアニューギニアの人たちが、タロイモが主食で肉はほとんど食べないのに筋肉隆々、っていうのも、まさしく「ご先祖様菌」の力なわけでしょうし。

田中　まったく腸内細菌は、不思議な力ば持っとる。牛、馬、象が草しか食わんのに、あんなにデカくなるのも、腸内細菌の力たい。

「考える葦」と東洋医学考根論

清水　先生が、「人間の体の根っこは腸」という東洋医学考根論を発想したキッカケは、盆栽でしたね。

田中　盆栽やってみたらわかる。幹や葉っぱをいじってもいいモノは育たん。まず根っこ、それから根っこを包む土。そこに、養分を吸収するためのいい菌が出来とらんと、盆栽は根腐れを起こす。身をもってわかった。人間の体でいったら、腸は根っこで、土はそれを包むお腹全体たい。

清水　土の温度を調節するだけで、盆栽はうまく育つんですね。

田中　温度だけでなく、水分も、空気の流れもある。人間と変わらん。オイは、それで最初に「人間は考える盆栽」と思った。ところが、すでに前に似たようなことをフランスの哲学者が言っとった

清水　パスカルですね。

田中　ああ、「考える葦」。植物の葦が根っこを持つように、人間も腸を持つ。それが生命力の源になる。一緒たい。フランスのエラい学者がそう言っとるけん、オイの考えもまんざらじゃなか、と思う。

清水　実は僕も、はじめて田中先生の考根論をうかがった時は、すぐに理解できていたとはいえません。僕らがもともと接していた西洋医学的思考とは、まるっきり違っていましたから。頭痛も鼻炎も、心の病もみんな根本の原因は腸にある、なんてとても信じられなかった。

でも、とても魅力的な理論でした。

田中　清水先生は、オイの話ば、熱心に聞いてくれた。質問もたくさんしてくれた。普通の医者は、「そんなわけない」とハナから相手にせん。

清水　現に、考根論にそって、お腹を大切にした治療をやってみたら、いろいろな部位の症状が治まっていったんです。ひどい更年期障害の患者さんのお腹を漢方薬で温めてあげると、身体のバランスが良くなって、悩んでいた頭痛や不眠症の症状がなくなったり。

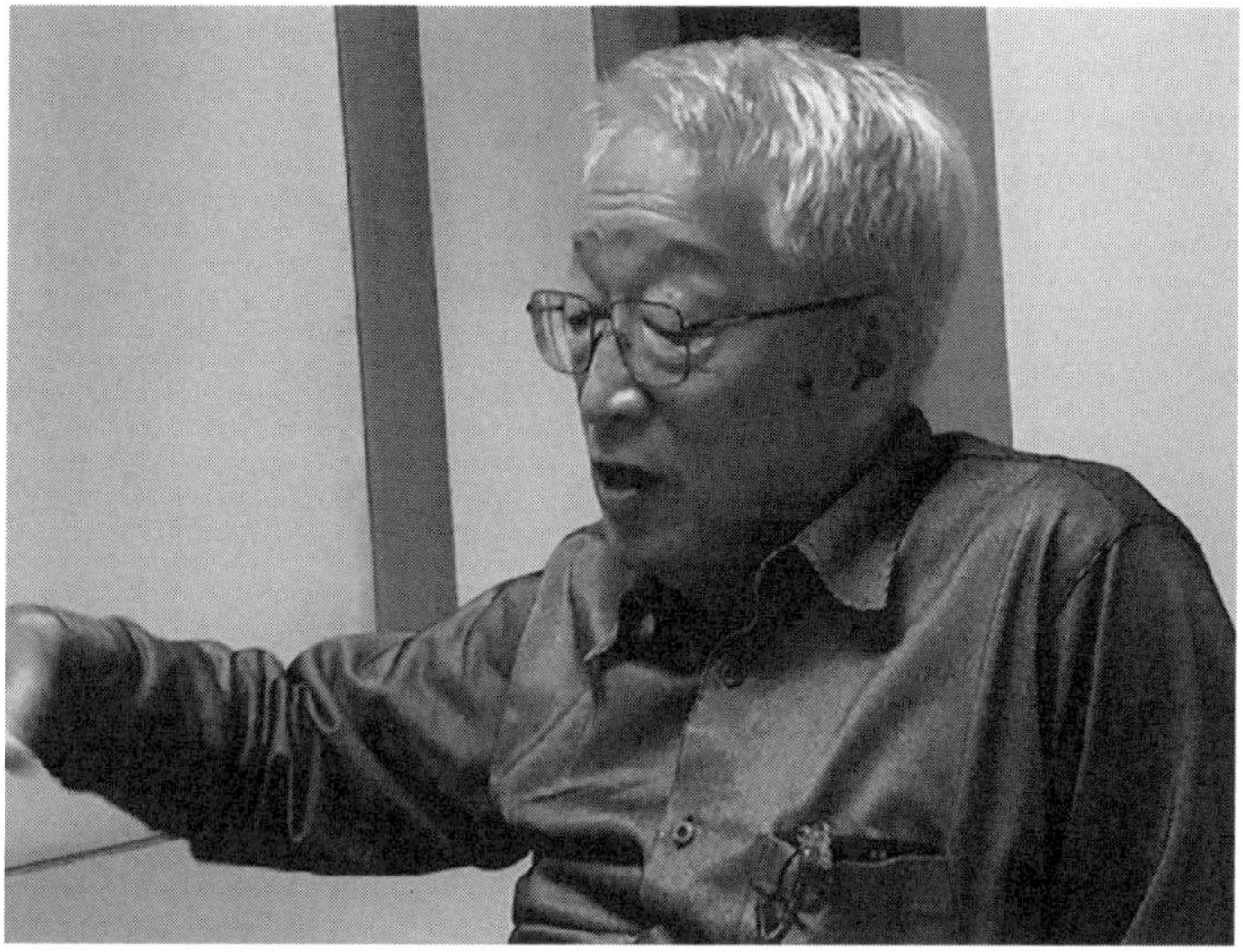

田中保郎

昭和17年長崎県出身。42年長崎大学医学部を卒業し、同大学第二外科入局。長崎労災病院の外科部長、長崎県松浦市民病院の副院長などを経て開業。のちに東洋医学の素晴らしさに目覚め、東洋医学医師となる。平成25年、『主治医が見つかる診療所』（テレビ東京系）に出演し、話題になる。

「安全」と「安心」

田中　治っていく確率は上がったと?

清水　明らかに上がっていきました。1割が2割にはなったと思います。

田中　1割、2割というと、たいしたことないように見えるが、だいたい西洋医学では病気のうちに入らんか、治らんで「難病」扱いされとるものやけん、ゼロが10人に1人になるだけでもよか。

清水　でも、田中先生は、いつもご自分の治療が成功する確率はイチローの打率並み、つまり3割はいってるとおっしゃる。

田中　3割までいくのでも、何年もかかったと。それでもたった3割か、とよう言われる。あれやこれや、一生懸命やっても残りの7割は治しきらん。もう5割超えたら、明治神宮に祀られとる。

清水　スキルだけじゃなくて、治療には医師の人間的な幅というか、人間的な包容力も大事なんでしょう。田中先生が、「これ飲めばよくなる」とおっしゃるのと、僕が言うのではやはり重みが違う。僕は「安全」には自信があっても、まだ患者さんを「安心させる」自信は強くない。だから、僕はなかなか3割バッターになれない。

田中　そら、清水先生と比べてオイの方が経験は長いけん、患者の気持ちも少しは余計にわかるのかもしれん。しかし、佐賀で、東洋医学をしっかり修めて臨床に役立てている数少ない医師やけん、もっと自信もってよか。

注目したい「食」

清水　漢方薬の処方だけでは、これ以上、なかなか治癒率は上がらない。そこで注目したのが「食」だったんです。より食べ物に気を付けて、たとえば「ご先祖様菌」を活性化するためにはなるべく地元の食材を食べる、などと患者さんの食事をチェックし、漢方と「食」とをうまく融合させる。

田中　そのあたりは、ちょっと同意しきらん。食事療法については、いろんな人がやっているが、オイは「食」で、病気にならんように出来ても、病気は治せないと思う。

清水　いえ、あくまで漢方と「食」を併用すれば、効果が大きくなる、と僕は考えているんです。仮に、どれだけ体に合う漢方を処方されても、食事が不規則だったり、身体を温めなくてはいけないのに冷やす食べ物ばかり摂っていたら、せっかくの漢方薬がうまく役に立たないことも出てきます。

田中　確かに、それはある。しかし、どうも「食」にこだわり過ぎる医者が多すぎる気がするたい。たとえば糖尿病を診とる先生らは、よく、すぐに食事制限ば言う。そうせんと、足が腐ったり、目が見えんようになると脅かす。ところが、日本人の10

人に1人は糖尿病かその予備軍て……。じゃあ、東京駅に行って、松葉づえついて歩いてる人がどれだけおると？　オイのまわりにも、血糖値が300もあってピンピンしてる人間もおると。その代わりに血糖値が正常値でも、具合の悪か人もおる。

清水　言わせていただくなら、血糖値はただ高いとか低いではなくて、それが乱高下することが問題なのです。炭水化物過多などの偏った食生活や不規則な食事などで、フリーラジカルが過剰に生まれて、身体のバランスを壊してしまう。糖尿病も、そこが原因になることが多い。

田中　どうも、オイは、「食」にこだわり過ぎる風潮に、少し疑問ば持ってる。オイは、終戦直後の、食事がろくになか時に育って、70代の半ばまで、そんな大きな病気もせんと、生き残ってきた。同じ年頃の友達も、多くは生き残った。

清水　それは、かえって粗食でいる方が、余分な炭水化物を摂取しないために、身体にはいい、という一面もあるのでしょう。

田中　かもしれん。かえって食事が豊かになった今のほうが、アレルギーやら生活習慣病やらが増えとる。ただ、日本全体見渡して、「食」について語ったり、本に書いたりしとる医師は、それこそくさるほどおる。清水先生は、せっかく「漢方の大家」原敬二郎先生の教えを受けた方やけん、もっと漢方薬や東洋医学を前面に出して、その良さをみんなに伝えて行ってほしい。

清水　もちろんわかってます。この本を出してみる気になった動機の一つが、漢方の普及なのは確かですから。

「ひきこもり」を治せるのも東洋医学？

田中　今は、西洋医学では治しきらん病気があまりに増えとる。花粉症も、目や鼻ばかり診て、根っこにあたる腸にちっとも注目せんから、よう治しきらん。「心の病」もそう。うつ病と診断ばすれば、あとは抗うつ剤処方して、これ、飲んどれ、で終わり。

清水　話題になっている「ひきこもり」問題も、結局のところは「心の病」ですからね。

田中　病院に行っても、薬をもらうだけで、まったく出口がなか。西洋薬は、一時的に症状を抑えても、根本的な効能はなかもん。眠れんから催眠薬もらういうて、脳を無理やり休ませるだけで、眠れん体質はちっとも治らん。しかも、使い続けると、量を増やしていかんと効かんようになる。

清水　薬漬けですね。私のクリニックに来る患者さんの中にも、飲んでいる薬が多すぎてうまく吸収できず、肝心の腸内細菌が弱体化されてしまうようなケースは少なくありません。

田中　腸が「根腐れ」してしまうと。ちょうど根っこを支えるはずの土壌が化学肥料で荒らされてしまうわけたい。抗うつ剤や抗生物質なんかは特にヒドか。オイのところに来る患者さんも、あちこちの病院でさんざん薬を飲まされて、その薬の影響がなくなるまで待たんと治療が始められん人もいた。

清水 西洋医学では治り切らない症状でも、東洋医学ならば治るかもしれない、というのは、僕らがもっと伝えなくてはいけませんよね。

田中 そうたい。西洋と東洋とどっちが優れとるとか、そんな話ではなか。片方のやり方ならば結果がゼロのことでも、もう片方のやり方なら、何十％は助かるかもしれん。ならば、その方法も知っておった方がいい。

清水 現に、田中先生はひきこもりで、家庭内暴力で暴れていた少年を救ったことがおありでしたね。

田中 救ったわけじゃなか。本当に救ったのは、オイのところまでその子を連れて来たお母さんたい。西洋医学の病院をあっちこっち回って、どこでもダメで、最後にオ

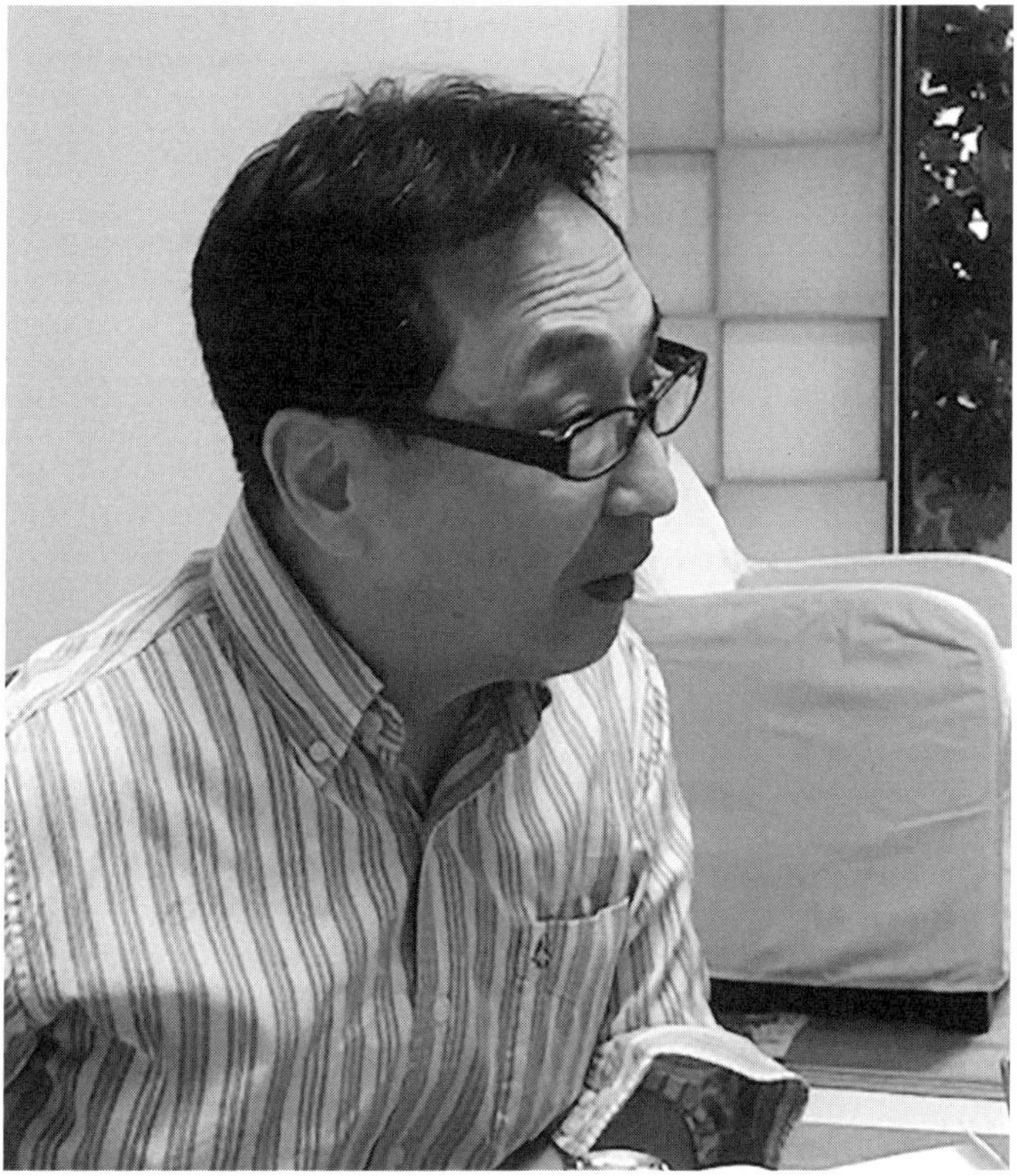

これからの東洋医学について語る清水。

イのところにたどり着いた。まわりの人らには、「漢方なんかで、治るわけがない」とさんざ止められたらしい。

清水　世の中の東洋医学に対する偏見は、まだまだ根強いですからね。国が認めていない民間療法の一種のように見る人もいるくらい。

田中　だからその子をオイのもとに連れて来たお母さんがエラい。実際に便秘を改善する漢方薬を出したら、まず便秘の症状がおさまったのと同時に家庭内暴力が止んだ。それからじっくり一年以上の時間をかけて腸を整える漢方薬を見つけ出し、症状全体もよくなった。

脳には一切関わらん。すべて腸を整える治療を通した。

東洋医学の素晴らしさを知らしめる

清水　世の中に、そういうことがまだ十分に伝わってないのが問題だとは思います。日本の医学界は、既成の権威にたいする忖度と、研究費などを出してくれるスポンサーに対する気配りがどうして欠かせない。だからこそ効率的に処方できる西洋薬が優先されるし、漢方薬も西洋薬と同じ「病名漢方」で使わなくてはならなくなる。僕らも、もっと田中先生のように、西洋医学とはまったく違うアプローチで結果を出した方のあとを追わなくてはならないでしょう。

田中　そうたい。オイはもう年も年で、先はなか。オイの考根論を納得してもらって、東洋医学もしっかり勉強している清水先生に、あとはお願いするしかなか。講演会でも、医者や薬剤師などの身内相手だけではなく、もっと一般の人向けにも語ってほしい。

清水　はい。僕なりに、西洋医学一辺倒の日本の医学の流れを変えられたら、と思っています。

田中　それは心強い。

清水　ただ、僕としては漢方薬とともに「食」にはこだわり続けたいですし、「ご先祖様菌」を大切にすることが腸を整える第一歩だという持論は強調したいですね。

田中　まあ、オイとしては清水先生にはなるべく東洋医学の普及に力を集中してほしいが、それは本人の自由。ようは言わん。

清水　これからも、アドバイス、どうかよろしくお願いします。きょうは本当にありがとうございました。

あとがき

思わず自分で言い出してしまったのですが、私は「ご先祖様菌」という言葉をとても気に入っています。

「遺伝子」という言葉は、何か科学的であるかわりに、どこかよそよそしい。大きなビルの研究室の中で、白衣を着た研究者たちが電子顕微鏡を見ながら、その謎を解明しようとしているイメージです。

「ご先祖様菌」は、同じ先祖から受け継いだものながら、もっと「土の匂い」がします。「方言」にちょっと似ている感じです。他の地域に移って忘れかけていても、何かのはずみで、ふと意識してしまうみたいな。

でも、この「ご先祖様菌」がしっかりしていればこそ、善玉菌、日和見菌、悪玉菌のバランスが整った腸内環境が出来上がり、ひいては体や心の健康も保たれる。

そして私は、その腸の健康のための、最も有効な方法が「食」を見直し、漢方薬をうまく使うことだと考えています。

私は西洋医学が間違っているとは、もちろん思っていません。素晴らしいところはたくさんある。ただ、その一辺倒ではなく、時には漢方を含めた東洋医学を選択肢の一つとして考えてみてもいいだろうし、「食」の大切さも改めて見直すべきだろうと思い、この本を作りました。

対談にお付き合いいただきました田中保郎先生、誠にありがとうございました。先生のご提案に従って、私も東洋医学普及のために、微力ながら力を尽くす覚悟です。

令和元年9月

清水正彦

ご先祖様菌

2019年9月30日　初版発行

著　者◆清水正彦

発　行◆（株）山中企画
〒114-0024 東京都北区西ヶ原 3-41-11
TEL03-6903-6381　FAX03-6903-6382
発売元◆（株）星雲社
〒112-0005　東京都文京区水道 1-3-30
TEL03-3868-3275　FAX03-3868-6588

印刷所◆モリモト印刷
※定価はカバーに表示してあります。

ISBN978-4-434-26584-6 C0077

田中保郎の「腸」と「東洋医学」シリーズ

『長崎発★東洋医学医師　田中保郎の挑戦「心の病」は腸を診れば治る!?』

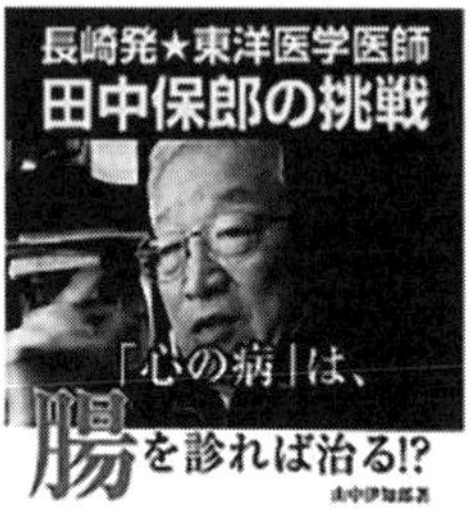

山中伊知郎・著

「脳」ではない。「腸」を治してこそ「心」も治る、と田中保郎が訴えた！　その叫びが日本全国に広がっていった！

ISBN978-4-434-16885-7　C0095
定価 1200 円＋税
発行　株式会社山中企画
発売　株式会社星雲社

『長崎発★東洋医学医師　田中保郎の挑戦2　人の心は腸にあり』

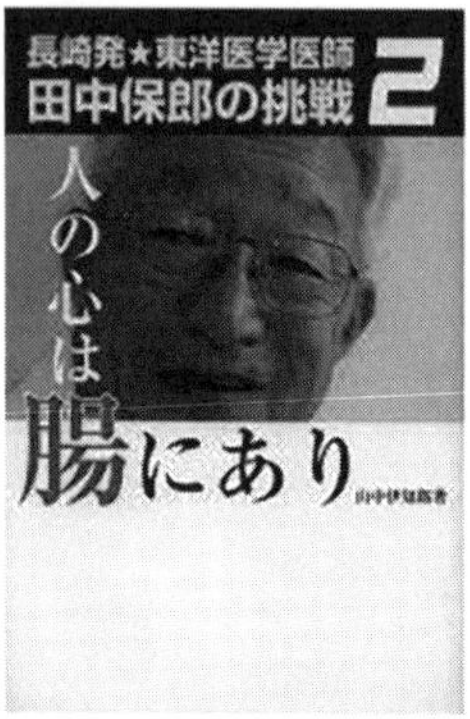

山中伊知郎・著

「うつ」「パニック障害」「アルツハイマー」「パーキンソン」「ひきこもり」……田中保郎は数々の病気の患者たちを、「腸」を診て治してきた！

ISBN978-4-434-17848-1　C0095
定価 1200 円＋税
発行　株式会社山中企画
発売　株式会社星雲社

田中保郎の「腸」と「東洋医学」シリーズ

『腸内フローラが生み出す究極の健康物質「醍醐」(第五段階発酵物質)とは?』

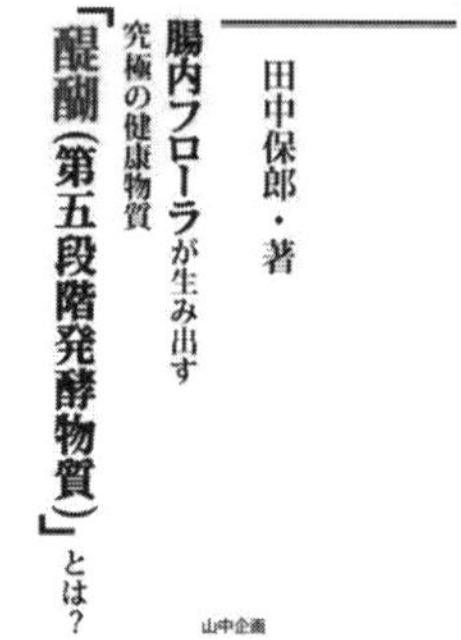

田中保郎・著

発酵が進んだ先の、その最終形であり、「万能の薬」とも言われている「醍醐」。果たしてその実体は? そしてどうすればそれは本当に「万能の薬」になるのか?

ISBN978-4-434-21342-7　C0095
定価 1200円+税
発行　株式会社山中企画
発売　株式会社星雲社

『長崎発★東洋医学医師 田中保郎の挑戦は続く!「病名漢方」で漢方薬は使うな!?』

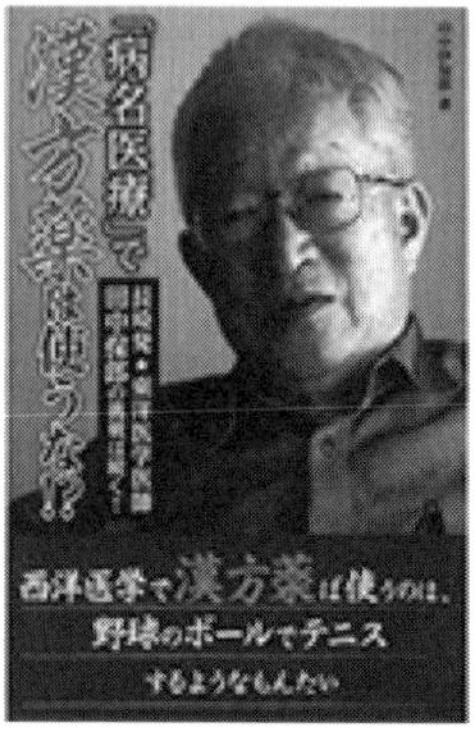

山中伊知郎・著

あまりにも西洋医学の価値観で、安易に処方されるようになってしまった漢方薬。田中保郎はその現状に警鐘を鳴らし、「漢方薬は正しく使わんといかん!」と怒りまくる

ISBN978-4-434-23996-0　C0077
定価 1200円+税
発行　株式会社山中企画
発売　株式会社星雲社